医院后勤保障人员感染防控手册

主　审　吉保民　马国栋

主　编　钟贵陵　韩立存

科学出版社

北京

内 容 简 介

本书共 4 章，包括概论、后勤保障人员防护要求与方法、不同岗位人员感染控制要求、督导人员检查标准。书中介绍了适合医疗单位后勤保障人员的各种防护技术，重点介绍了标准预防、手卫生、职业防护、常用消毒方法等防护要求与方法，详细阐述了保洁、保安、陪护、餐饮、洗涤等后勤保障人员的各种防护要求和注意事项。本书的特点是配有大量图片，同时，书中还专门提供了呼吸卫生与咳嗽礼仪、卫生手消毒、口罩戴脱流程及隔离衣穿脱流程等 14 个实用操作视频，扫描二维码即可观看学习。

本书实用性和可操作性强，适合医院后勤保障人员阅读，也可作为医院后勤保障人员培训教材或工作手册。

图书在版编目（CIP）数据

医院后勤保障人员感染防控手册 / 钟贵陵，韩立存主编. —北京：科学出版社，2020.10
ISBN 978-7-03-065925-5

Ⅰ.医… Ⅱ.①钟…②韩… Ⅲ.军队－医院－后勤保障－感染－预防（卫生）－手册 Ⅳ.R821.1-62

中国版本图书馆CIP数据核字（2020）第162658号

策划编辑：肖 芳 / 责任校对：郭瑞芝
责任印制：李 彤 / 封面设计：牛 君

科 学 出 版 社 出版

北京东黄城根北街 16 号
邮政编码：100717
http://www.sciencep.com

北京虎彩文化传播有限公司 印刷
科学出版社发行 各地新华书店经销

*

2020 年 10 月第 一 版 开本：720×1000 1/16
2022 年 7 月第二次印刷 印张：5 1/2
字数：95 000
定价：58.00 元
（如有印装质量问题，我社负责调换）

编者名单

主　审　吉保民　马国栋

主　编　钟贵陵　韩立存

副主编　张　莹

指　导　曹晋桂　周锡江

编　委　（按姓氏汉语拼音排序）

高建芳	韩立存	韩桐师	蒋萍萍	靳先荣
李　莉	李小娇	刘　侠	马方方	孟　哲
石　玮	史　伟	孙　梅	孙荣丽	王　君
王　莹	王坤宇	王立苹	吴雅洁	谢　轶
邢俊华	翟颖超	张　蕾	张　莹	张小东
张晓丹	赵亚楠	郑冰燕	郑书彬	钟贵陵

前　言

医院是部队卫生勤务保障主体机构，无论是在平时还是在战时，发挥着不可缺少，不可替代的重要作用。后勤保障人员是医院的重要组成部分，做好院内感染控制是提高后勤保障人员业务素质的重要组成部分，其直接影响医院乃至部队救治能力的生成。

本书针对我军现代化跨越式发展战训保障的需要和我军卫生事业改革发展的客观实际，结合专家的调研体会和实践经验，以《医疗护理技术操作常规》《医院感染管理规范》《医院隔离技术规范》为依据，参照《新型冠状病毒肺炎诊疗方案》等文件，主要介绍了适合医疗单位后勤保障人员的各种防护技术，特别是突发公共卫生事件和传染病等特殊情况的防护技术。全书共 4 章，具体内容包括了概论、后勤保障人员防护要求与方法、不同岗位人员感染控制要求、督导人员检查标准。既有理论指导，又有实践方法。旨在为后勤保障人员的自身防护提供理论和技术支撑。

在编写过程中，得到了空军部队、空军机关和空军特色医学中心有关科室，特别是感染控制科的关心和大力支持，在此一并表示衷心的感谢！

本书内容通俗易懂、简明实用，具有针对性、指导性和可操作性。本书可供部队医疗单位的后勤保障人员参考学习，也可供地方医院，特别是基层医疗单位的相关人员参考。由于编者水平有限，书中若有疏漏和不当之处，敬请读者批评指正。

空军特色医学中心副主任　钟贵陵
空军特色医学中心护理部主任　韩立存
2020 年 8 月

目　录

第 1 章

概　　论

一、感染链

感染链是指感染在医院内传播的 3 个环节，即感染源、传播途径和易感人群。
感染源是指病原体自然生存、繁殖并排出的宿主或场所。

传播途径是指病原体从感染源传播到易感者的途径，主要有空气传播、飞沫传播、接触传播、消化道传播、血液 / 体液传播、虫媒传播等。日常后勤工作中常见的传播途径主要有空气传播、飞沫传播和接触传播。空气传播是指带有病原微生物的微粒子（≤ 5μm）通过空气流动导致的疾病传播；飞沫传播是指带有病原微生物的飞沫核（> 5μm）在空气中短距离（1m 内）移动到易感人群的口、鼻黏膜或眼结膜等导致的传播；接触传播是指病原体通过手、媒介物直接或间接接触导致的传播。

易感人群是指对某种疾病或传染病缺乏免疫力的人群。

二、隔离

隔离是指采用各种方法、技术，防止病原体从患者及携带者传播给他人的措施。

三、清洁、清洗、消毒和灭菌

清洁是指去除物体表面有机物、无机物和可见污染物的过程。

清洗是指去除诊疗器械、器具和物品上污物的全过程，流程包括冲洗、洗涤、漂洗和终末漂洗。

消毒是指清除或杀灭传播媒介上的病原微生物，使其达到无害化的处理。

灭菌是指杀灭或清除医疗器械、器具和物品上一切微生物的处理。

四、清洁剂、消毒剂和灭菌剂

清洁剂是指在洗涤过程中帮助去除被处理物品上有机物、无机物和微生物的制剂。

消毒剂是指能杀灭传播媒介上的微生物并达到消毒要求的制剂。常用的有效氯是指与含氯消毒剂氧化能力相当的氯量，其含量用 mg/L 或 %（g/100ml）表示。

灭菌剂是指能杀灭一切微生物（包括细菌芽孢），并达到灭菌要求的制剂。

五、标准预防

标准预防是指针对医院所有患者和医务人员采取的一组预防感染的措施。包括手卫生，根据预期可能的暴露选用手套、隔离衣、口罩、护目镜/防护面屏及安全注射；也包括穿戴合适的防护用品处理患者环境中污染的物品与医疗器械。标准预防基于患者的血液、体液、分泌物（不包括汗液）、非完整皮肤和黏膜均可能含有感染性因子的原则。

六、手卫生

手卫生是指医务人员在从事职业活动过程中的洗手、卫生手消毒和外科手消毒的总称。

洗手是指医务人员用流动水和洗手液（肥皂）揉搓冲洗双手，去除手部皮肤污垢、碎屑和部分微生物的过程。

卫生手消毒是指医务人员用手消毒剂揉搓双手，以减少手部暂居菌的过程。

七、个人防护用品

个人防护用品是指用于保护医务人员避免接触感染性因子的各种屏障用品，主要包括口罩、护目镜、防护面罩、手套、隔离衣、防护服等。

外科口罩是指能阻止血液、体液和飞溅物传播的，医护人员在有创操作过程中戴的口罩。

医用防护口罩是指能阻止经空气传播的直径 ≤ 5μm 的感染因子或近距离（< 1m）接触经飞沫传播的疾病而发生感染的口罩。医用防护口罩使用包括密合性测试、培训、型号的选择、医学处理和维护。

护目镜是指防止患者的血液、体液等具有感染性物质溅入人体眼部的用品。

防护面罩（防护面屏）是指防止患者的血液、体液等具有感染性物质溅到人体面部的用品。

手套是指防止病原体通过医务人员的手传播疾病和污染环境的用品。

隔离衣是指用于保护医务人员避免受到血液、体液和其他感染性物质污染，或用于保护患者避免感染的防护用品。根据与患者接触的方式（包括接触感染性物质的情况）和隔离衣阻隔血液和体液的可能性选择是否穿隔离衣和选择其型号。

防护服是指临床医务人员在接触甲类或按甲类传染病管理的传染病患者时所穿的一次性防护用品。应具有良好的防水、抗静电、过滤效率和无皮肤刺激性，且穿脱方便，结合部严密，袖口、脚踝口应为弹性收口。

（张小东　张　莹　张　蕾　孙　梅）

第 2 章
后勤保障人员防护要求与方法

第一节　标准预防

一、手卫生

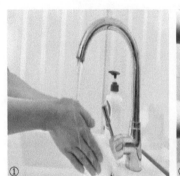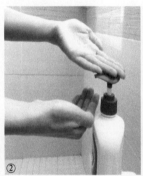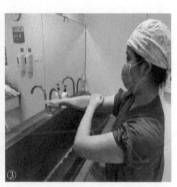

图 2-1　手卫生
①洗手；②卫生手消毒；③外科手消毒

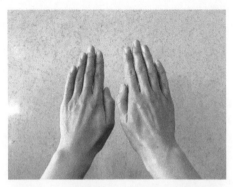

图 2-2　洗手前摘除手部饰物，修剪指甲（长度不超过指尖）、锉平甲缘，清除指甲里的污垢

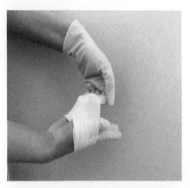

图 2-3　戴手套不能取代手卫生

二、个人防护

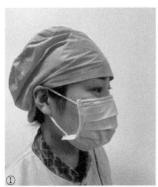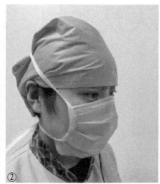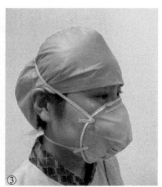

图 2-4　个人防护用品（一）

①一次性帽子；②医用外科口罩；③防护口罩

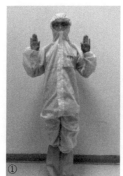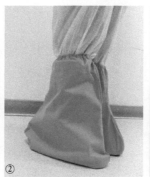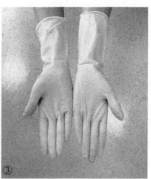

图 2-5　个人防护用品（二）

①一次性防护服；②防水鞋套；③一次性手套

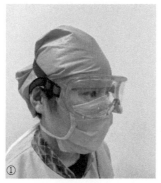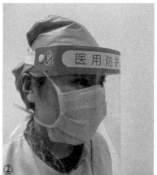

图 2-6　个人防护用品（三）

①护目镜；②防护面屏

三、呼吸卫生与咳嗽礼仪

（视频）

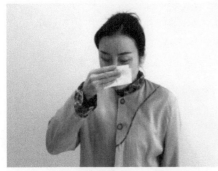

图 2-7　咳嗽或打喷嚏时，使用纸巾或手帕遮挡口鼻

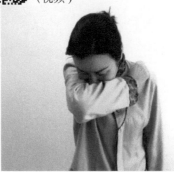

图 2-8　无纸巾或手帕时，应用臂弯遮挡口鼻

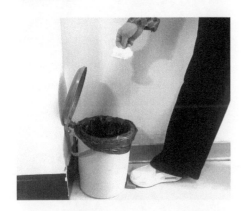

图 2-9　使用后的纸巾应丢入垃圾桶内

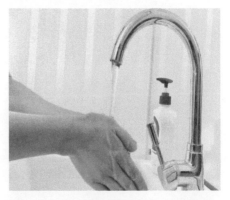

图 2-10　双手接触呼吸道分泌物后进行手卫生

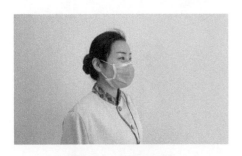

图 2-11　应佩戴口罩

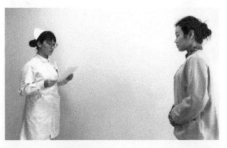

图 2-12　未戴口罩时，尽可能与他人保持至少 1m 的距离

（钟贵陵　高建芳　李小娇　靳先荣）

第二节 手 卫 生

一、洗手法

（视频）

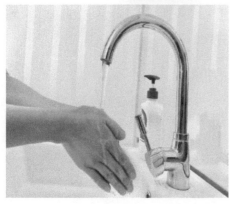

图 2-13　打开水龙头，在流动水下淋湿双手

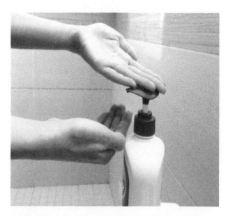

图 2-14　取足量洗手液（不少于 3ml），均匀涂抹整个手掌、手背、手指和指缝

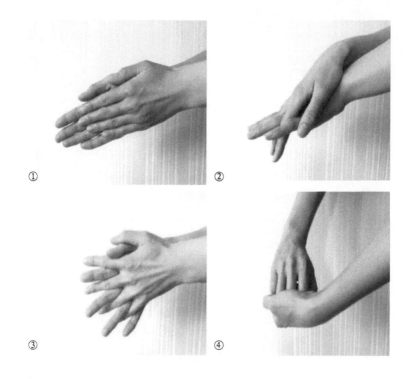

①

②

③

④

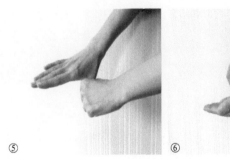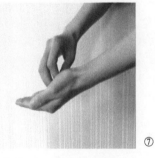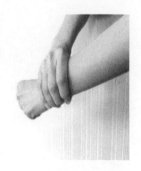

⑤　　　　　　　　　⑥　　　　　　　　　⑦

图 2-15　七步洗手法

①内：掌心对掌心相互揉搓；②外：掌心对手背，两手交叉揉搓；③夹：掌心对掌心，十指交叉揉搓；④弓：十指弯曲扣紧转动揉搓；⑤大：将拇指握在掌心，转动揉搓；⑥立：指尖在掌心揉搓；⑦腕：清洁手腕

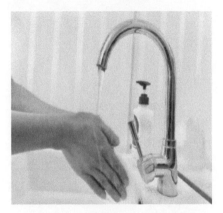

图 2-16　在流动水下冲净双手

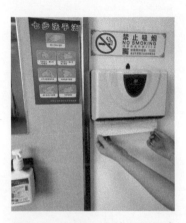

图 2-17　使用一次性干手纸或其他方法干燥双手

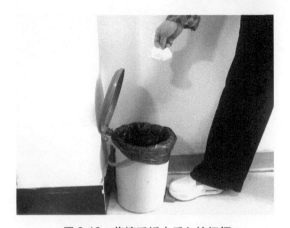

图 2-18　将擦手纸巾丢入垃圾桶

注意事项：总洗手时间为 40 ～ 60s。

二、卫生手消毒

（视频）

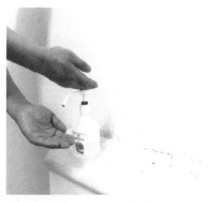

图 2-19　取足量速干手消毒剂于掌心
（不少于 3ml）

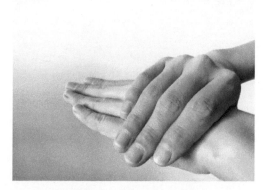

图 2-20　将速干手消毒剂均匀涂抹整个手掌、手背、手指和指缝

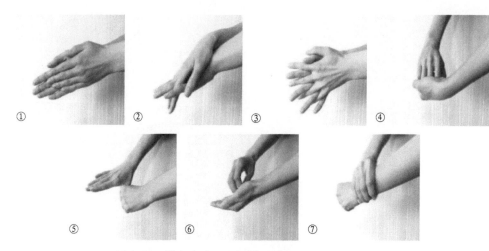

① ② ③ ④
⑤ ⑥ ⑦

图 2-21　按七步洗手法揉搓双手至少 15s（①～⑦）
①内；②外；③夹；④弓；⑤大；⑥立；⑦腕

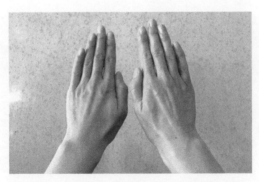

图 2-22　待手上的速干手消毒剂彻底干燥后进行下一步操作

注意事项：卫生手消毒总时间为 20～30s（揉搓双手时间至少 15s）。

三、手卫生指征

（视频）

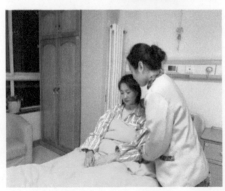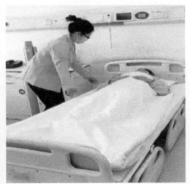

图 2-23　接触患者前、后

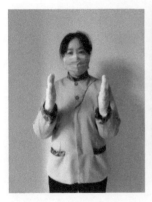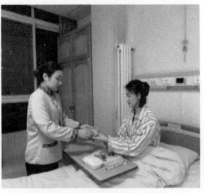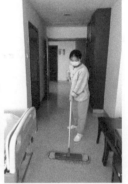

图 2-24　各项操作前、后

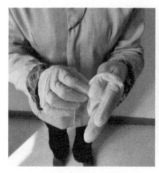
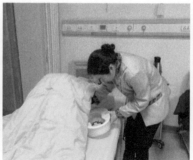
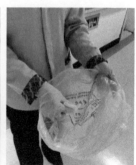

图 2-25 体液暴露风险后

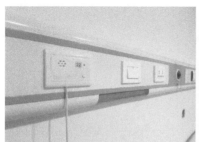
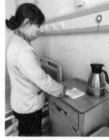
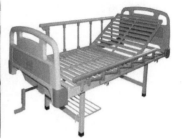

图 2-26 接触患者周围环境后

四、洗手和卫生手消毒设施

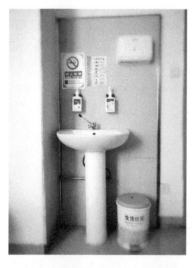
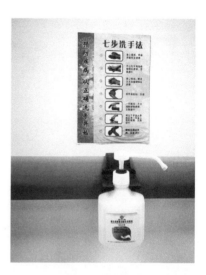

图 2-27 普通病区手卫生设施配备　　图 2-28 病区走廊配备速干手消毒剂

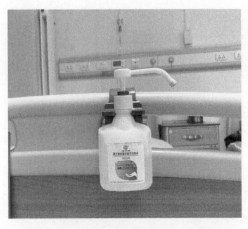

图 2-29　病房床尾配备速干手消毒剂

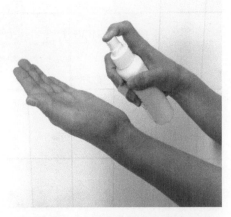

图 2-30　速干手消毒剂的使用方法

注意事项：速干手消毒剂含有醇类和护肤成分，消毒后不需要用水冲洗，若出现对醇类过敏现象需及时更换。

（钟贵陵　邢俊华　王　莹　郑冰燕）

第三节　职业防护

一、口罩分类

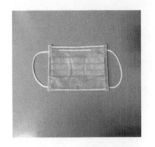

图 2-31　一次性口罩

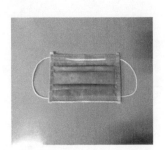

图 2-32　外科口罩（耳挂式）

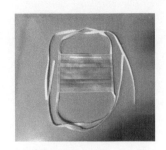

图 2-33　外科口罩（系绳式）

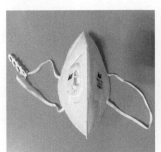

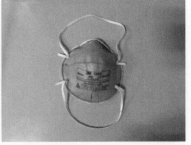

图 2-34　防护口罩

二、外科口罩戴脱方法

（视频）

（一）戴外科口罩方法

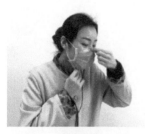

图 2-35　鼻夹朝上，深色面朝外，系带挂于双耳，上下拉开褶皱

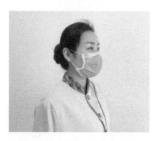

图 2-36　使口罩罩住鼻、口、下颌处

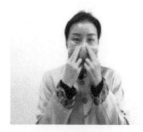

图 2-37　根据鼻梁形状双手塑造鼻夹，使口罩周边充分贴合面部

（二）脱外科口罩方法

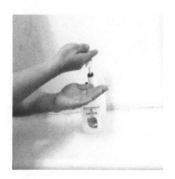

图 2-38　手卫生

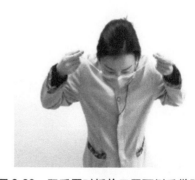

图 2-39　双手同时抓住口罩两侧系带脱下

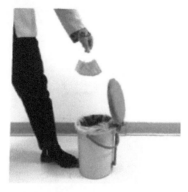

图 2-40　用手捏住系带投入医疗废物垃圾桶

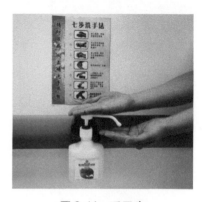

图 2-41　手卫生

注意事项：①脱口罩时不能接触口罩污染面（深色面）；②外科口罩只能一次性使用，口罩变湿、损坏或有明显污染时，及时更换。

三、防护口罩戴脱方法

（一）戴防护口罩方法

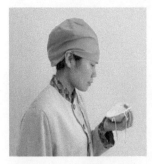

图 2-42　一手穿过系带，然后将防护口罩罩住鼻、口及下颌

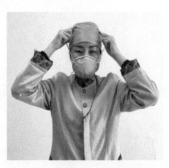

图 2-43　先将下方系带拉过头顶，放于颈后，再将上方系带放于头中部

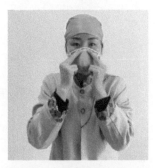

图 2-44　根据鼻梁形状双手塑造鼻夹

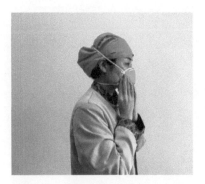

图 2-45　适当调整口罩（使口罩周边充分贴合面部）

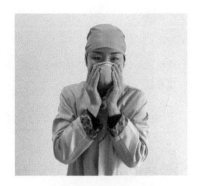

图 2-46　密合性试验

注意事项：正压（负压）密合性试验，口罩内出现正压（负压），表明不漏气。如果漏气，调整口罩位置或收紧系带。

（二）脱防护口罩方法

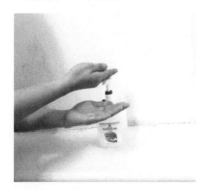

图 2-47　手卫生

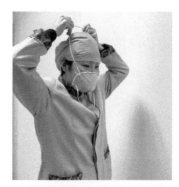

图 2-48　双手依次将颈后、头中部系带脱下

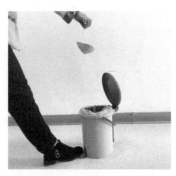

图 2-49　用手捏住系带投入医疗废物垃圾桶

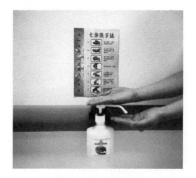

图 2-50　手卫生

注意事项：①禁止接触口罩污染面（前面）；②防护口罩变湿、损坏或有明显污染时，及时更换。

四、护目镜和防护面屏戴脱方法

（一）戴护目镜和防护面屏方法

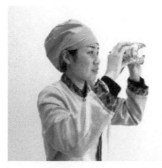

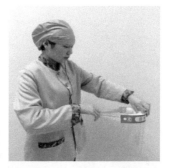

图 2-51　检查护目镜或防护面屏有无破损、变形、老化，系带弹性是否良好

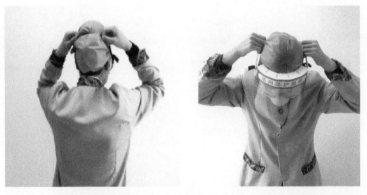

图 2-52　双手抓住护目镜或防护面屏系带戴至头中部，调整系带舒适度

（二）脱护目镜和防护面屏方法

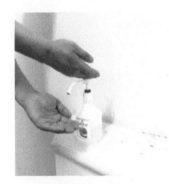

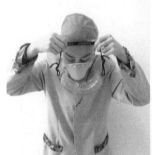

图 2-53　手卫生　　　　图 2-54　双手抓住头中部后侧的护目镜或防护面屏系带摘掉，不可触及前部

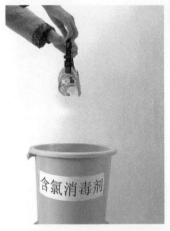

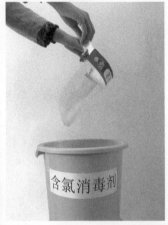

图 2-55　将可重复使用的护目镜或防护面屏放入固定回收容器内集中清洁、消毒，不可重复使用的直接扔入医疗废物垃圾桶

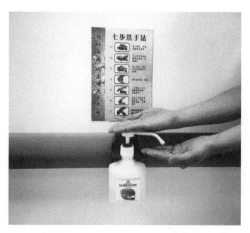

图 2-56　操作完毕，进行手卫生

　　注意事项：①用于固定护目镜或防护面屏的耳围或头围是相对清洁部位，前面是污染部位，脱卸时抓住相对清洁部位；②护目镜或防护面屏污染后及时更换。

五、隔离衣穿脱方法

（视频）

（一）穿隔离衣流程

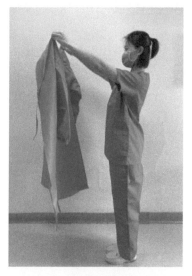

图 2-57　检查隔离衣有无破损

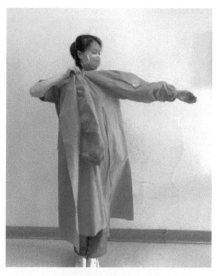

图 2-58　右手提衣领，左手伸入袖内，右手将衣领向上拉，露出左手

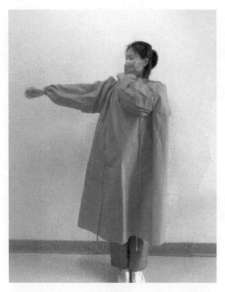

图 2-59　换左手提衣领，右手伸入袖内，露出右手

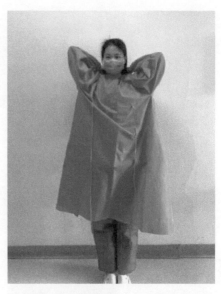

图 2-60　双手持衣领，由衣领中央顺着边缘向后系好颈带

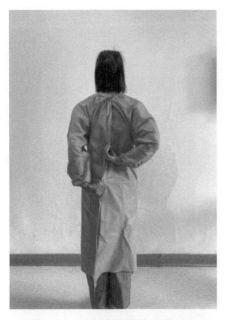

图 2-61　双手在背后将衣边对齐

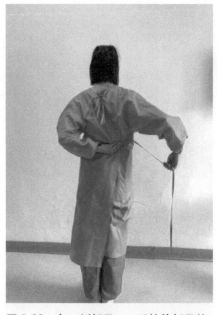

图 2-62　向一侧折叠，一手按住折叠处，另一手将腰带拉至背后折叠处

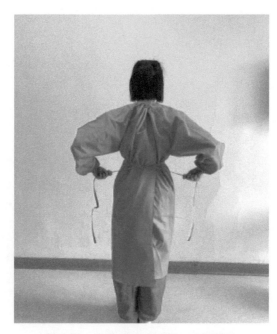

图 2-63　在背后交叉腰带，系好带子

（二）脱隔离衣流程

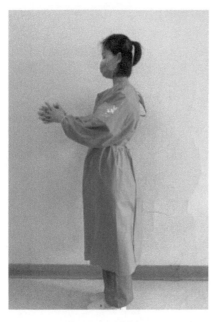

图 2-64　手卫生

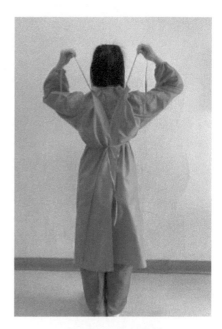

图 2-65　解开颈带

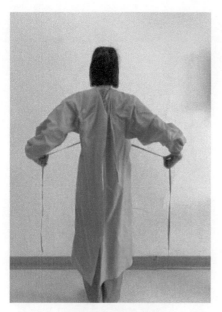

图 2-66　解开腰带

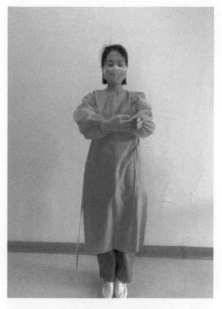

图 2-67　右手伸入左手腕部袖内，拉下左侧袖子过手

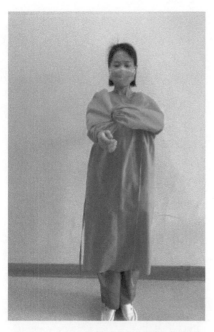

图 2-68　用遮盖着的左手握住右手隔离衣袖子的外侧，拉下右侧袖子

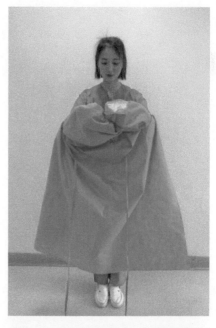

图 2-69　双手转换逐渐从袖管中退出，脱下隔离衣

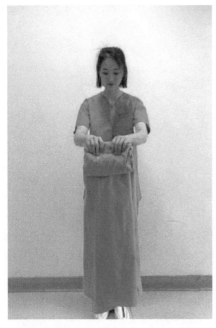

图 2-70　脱下的隔离衣，污染面向内，卷成包裹状

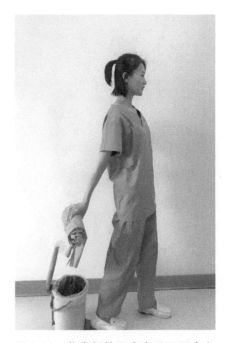

图 2-71　将卷好的隔离衣丢至医疗废物垃圾桶

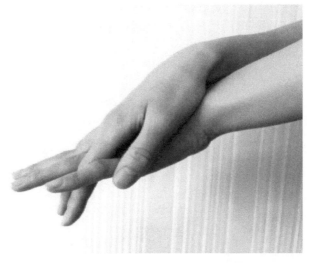

图 2-72　操作完毕，进行手卫生

六、防护服穿脱方法

(一) 穿防护服流程

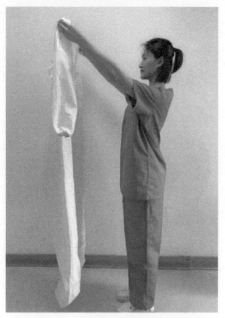

图 2-73　检查防护服有无破损

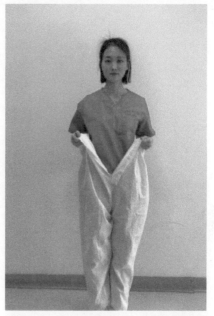

图 2-74　穿防护服裤子，避免碰触地面、墙面

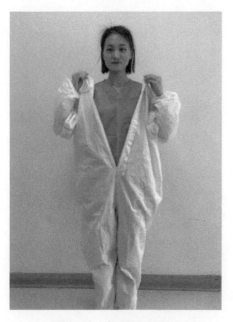

图 2-75　穿防护服上衣

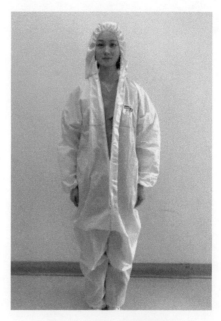

图 2-76　戴上防护服帽子

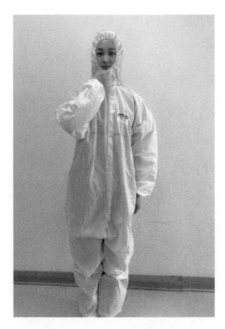

图 2-77 拉上拉链，粘好粘扣

（二）脱防护服流程

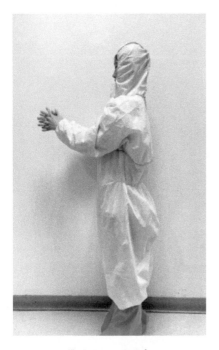

图 2-78 手卫生

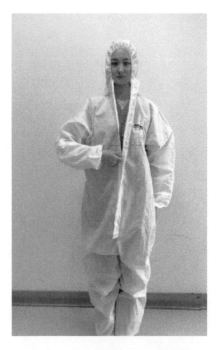

图 2-79 打开粘扣，拉开拉链

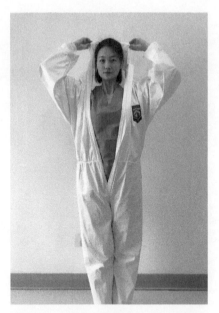

图 2-80 双手反掏进帽子，轻轻摘下，内侧面向外

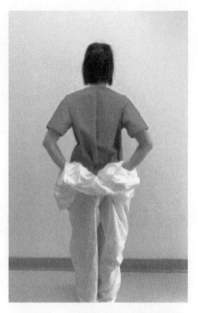

图 2-81 拉住帽子向下卷至腰部

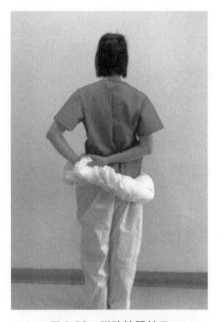

图 2-82 脱防护服袖子

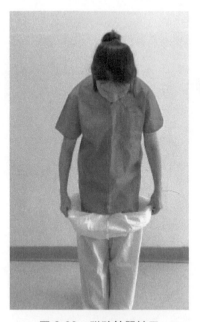

图 2-83 脱防护服裤子

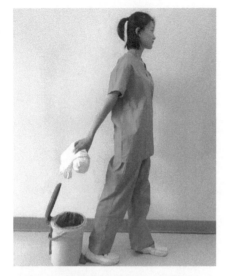

图 2-84 用手拿住防护服内侧面投入医疗废物垃圾桶

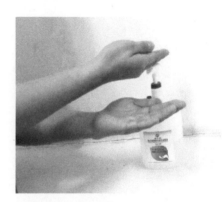

图 2-85 操作完毕，进行手卫生

七、垃圾分类及垃圾袋使用方法

（一）垃圾分类

（视频）

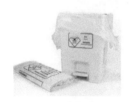
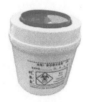

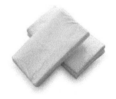

图 2-86 各类垃圾袋（利器盒）要求完整无破损、分类明确，符合使用要求

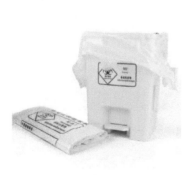
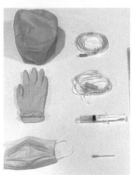

图 2-87 医疗废物：黄色垃圾袋

用于盛放被患者体液、血液、排泄物等污染的一次性物品

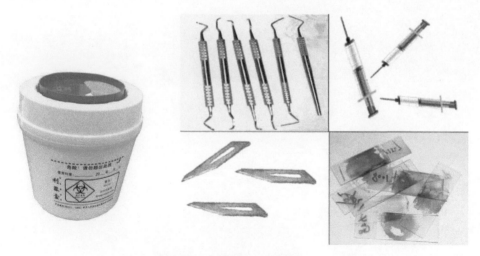

图 2-88　医疗废物：利器盒
用于盛放能够刺伤、割伤人体的废弃医用锐器

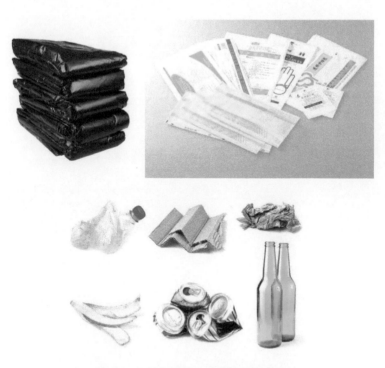

图 2-89　生活垃圾：黑色垃圾袋
用于盛放未被污染的各类外包装袋、生活用品

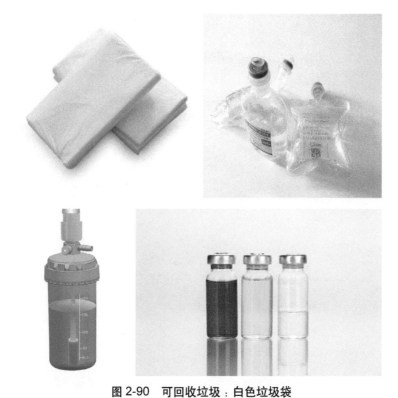

图 2-90　可回收垃圾：白色垃圾袋

用于盛放未与患者接触的塑料输液袋、一次性吸氧湿化瓶、空安瓿、空玻璃输液瓶等

（二）医疗垃圾袋的使用方法和注意事项

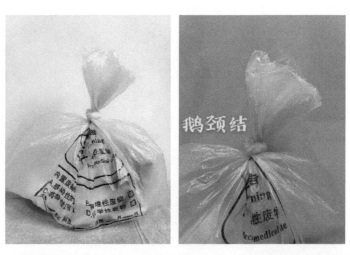

图 2-91　盛装的医疗垃圾达到垃圾袋容积的 3/4 时，将垃圾袋打鹅颈结严密封口

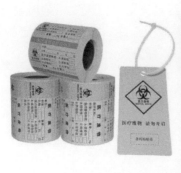
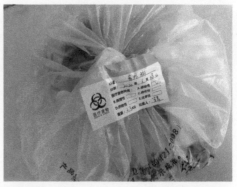

图 2-92　填写中文标签（注明日期、时间、科室、核对人），粘贴在垃圾袋上

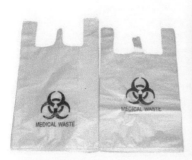
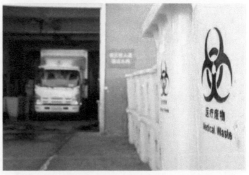

图 2-93　特殊感染的医疗废物，使用双层黄色垃圾袋包装，在垃圾袋上粘贴特殊标注，并单独放置

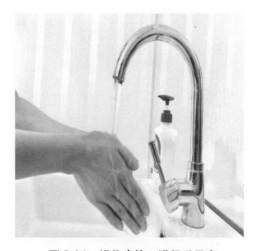

图 2-94　操作完毕，进行手卫生

注意事项：①盛装医疗废物垃圾袋或利器盒被感染性废物污染时要增加一层垃圾袋；②运送过程中不得丢弃、取出、遗撒及渗漏；③按严格规定的时间、地点将医疗废物运送到暂存处或由专人取走，做好交接记录。

八、血源性职业暴露应急处理方法

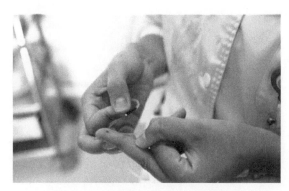

图 2-95　发生针刺伤，致出血性伤口

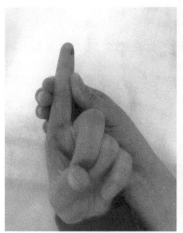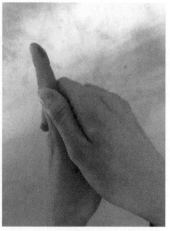

图 2-96　挤压伤口：从近心端向远心端，尽量多挤出污染血液

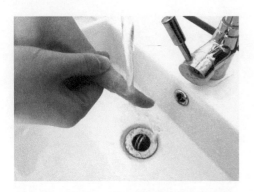

图 2-97　用流动的清水或肥皂水冲洗
（≥ 5min）

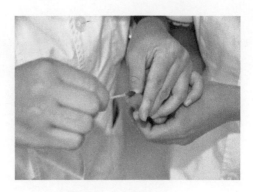

图 2-98　消毒伤口

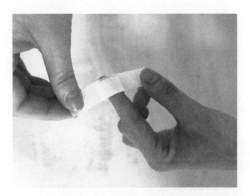

图 2-99　包扎伤口：用创可贴 / 纱布包扎伤口，定期更换，遇潮湿、污染随时更换

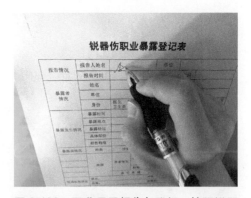

图 2-100　职业暴露报告与登记：填写锐器伤职业暴露登记表，向部门负责人和医院感染管理部门报告

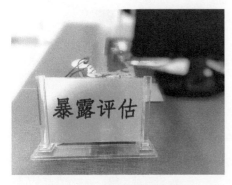

图 2-101　职业暴露风险评估

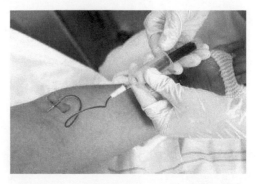

图 2-102　根据评估建议，进行必要的体检

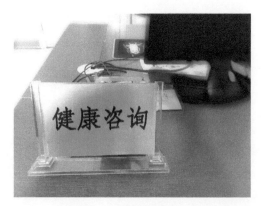

图 2-103　定期随访，必要时进行心理干预和健康关怀

（钟贵陵　王　君　郑冰燕　靳先荣）

第四节　常用消毒方法

一、含氯消毒剂配制法

（视频）

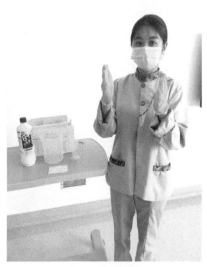

图 2-104　人员准备：穿工作服，戴口罩、手套

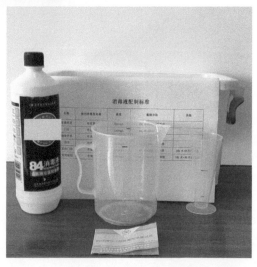

图 2-105　物品准备：消毒液或消毒片、量杯、消毒剂浓度测试纸、消毒液配比箱、消毒液配制标准

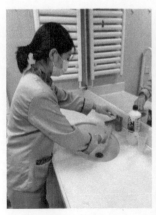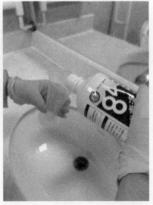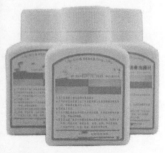

图 2-106　配制消毒剂：依次加入清水、含氯消毒液或消毒片

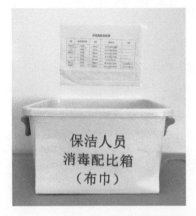

图 2-107　根据感染控制要求配制消毒剂

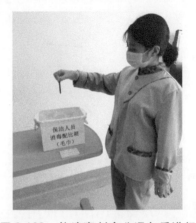

图 2-108　待消毒剂充分混匀后进行浓度监测

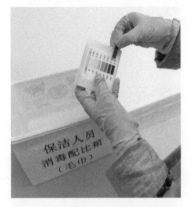

图 2-109　使用消毒剂浓度测试纸进行浓度测试

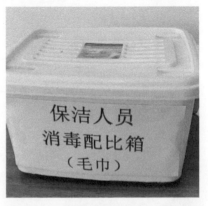

图 2-110　消毒剂现用现配，密闭容器保存，标明配制时间，使用时限≤24h

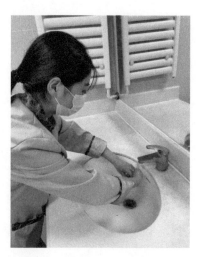

图 2-111　操作完毕，进行手卫生

　　注意事项：①稀释应用冷的自来水，防止其受热分解。②配制溶液后，要用消毒剂浓度试纸测试配制浓度。自然光下 30s 内与标准色块对比，根据相应颜色读出有效浓度值，超过 1min，颜色失效，当有效浓度大于标准色块最大浓度值时，适当稀释后再进行检测，消毒剂有效浓度＝所读有效浓度值 × 稀释倍数。③配制时，注意加强防护，在进行大剂量配制时，应加戴护目镜、穿防护服和长靴。

二、75% 酒精消毒使用方法

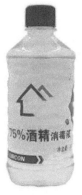

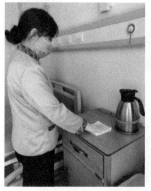

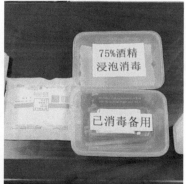

图 2-112　75% 酒精（乙醇）消毒液

图 2-113　常用的消毒方法：擦拭法和浸泡法

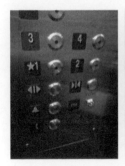 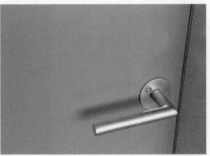 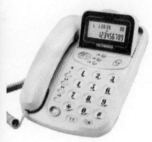

图 2-114　擦拭法：可用于电梯按键、门把手、电话等物品的消毒，避免洒漏

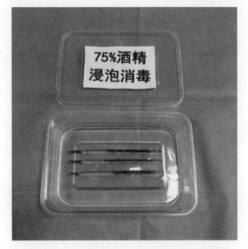

图 2-115　浸泡法：可用于体温计消毒

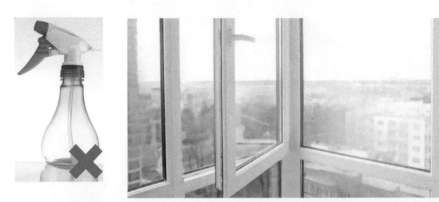

图 2-116　室内禁止喷洒式空气消毒，用于其他方法进行消毒处理时要保持室内通风

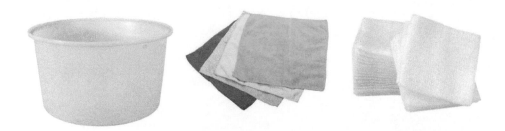

图 2-117　使用酒精后的容器、布巾、纱布等妥善处理，不得随意丢弃

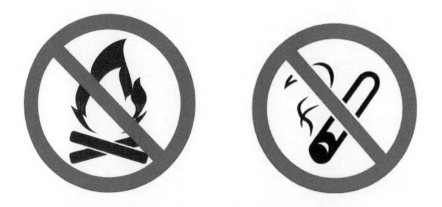

图 2-118　酒精闪点 12.78℃（75% 酒精闪点约 22℃），属于易燃液体，易挥发，需加盖保存。保存或使用时应避免接触明火，远离火源，以免引起火灾

（钟贵陵　王立苹　刘　侠　翟颖超）

第 3 章

不同岗位人员感染控制要求

第一节　保洁人员感染控制要求

一、医疗环境清洁消毒

（一）清洁人员防护要求

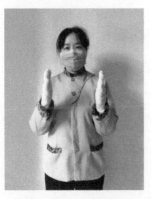 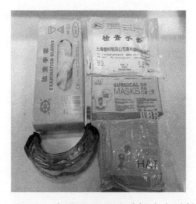

图 3-1　无感染风险区域着装：工作服、　　图 3-2　根据暴露风险选择个人防护用品
口罩、手套

（二）清洁消毒用品要求

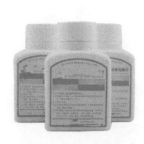 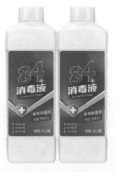

图 3-3　消毒剂选择：根据环境感染的危险系数和病原体污染程度选择消毒剂

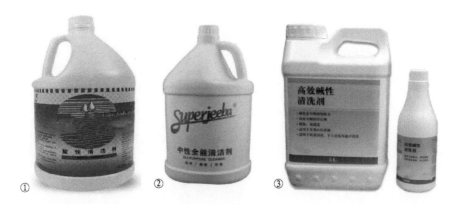

图 3-4　清洁剂选择

①盥洗室选择酸性清洁剂 ；②一般环境使用中性清洁剂 ；③严重油污表面选择碱性清洁剂

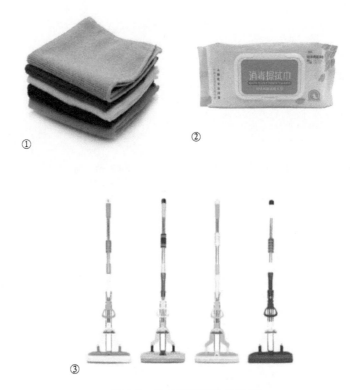

图 3-5　清洁消毒用物的选择

①超细纤维材料布巾、地巾或可拆卸拖布 ；②一次性消毒擦拭巾 ；③不同区域布巾、地巾通过颜色进行区分

二、布巾使用及清洁消毒

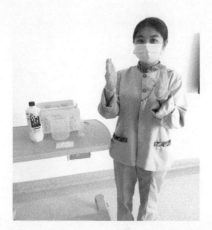

图 3-6　人员准备：穿工作服，戴口罩、手套

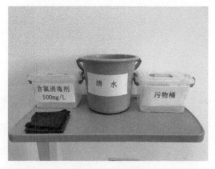

图 3-7　物品准备：若干布巾、500mg/L 含氯消毒剂、清水、污物桶

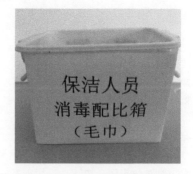

图 3-8　布巾在消毒剂中浸泡 30min 方可使用

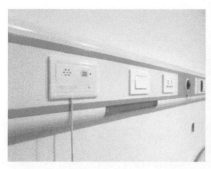

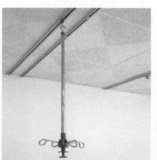

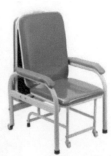

图 3-9　清洁消毒设备带、输液架、椅子等，使用后的布巾放入污物桶，不得重复使用

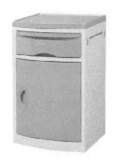

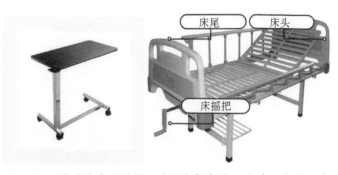

图 3-10　床头柜以由内到外、由清洁到污染、由上到下全方位立体清洁消毒

图 3-11　清洁消毒床单位，主要包括餐桌、床头、床尾、床摇把等

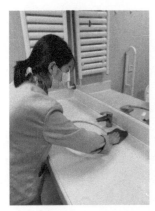

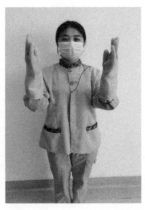

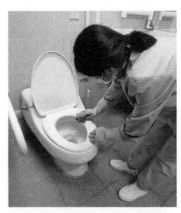

图 3-12　擦拭卫生间除马桶外的其他物体表面（如镜子、盥洗台等）

图 3-13　洗手，清洁消毒马桶前戴好专用手套

图 3-14　擦拭卫生间马桶座圈，使用后的布巾放入污物桶，不得重复使用

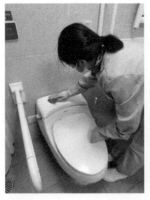

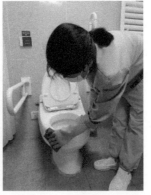

图 3-15　擦拭马桶其他部位：储水箱、马桶底座，使用后的布巾放入污物桶，不得重复使用

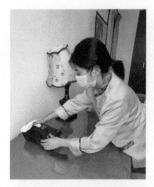

图 3-16　所有物体表面用含氯消毒剂布巾擦拭，作用 30min，再用清水布巾擦拭

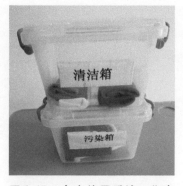

图 3-17　布巾使用后统一集中清洗消毒

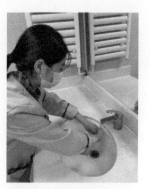

图 3-18　操作完毕，进行手卫生

三、地巾使用及清洁消毒

（视频）

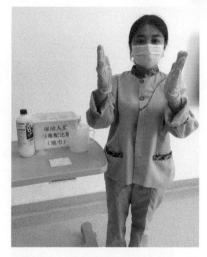

图 3-19　人员准备：穿工作服，戴口罩、手套

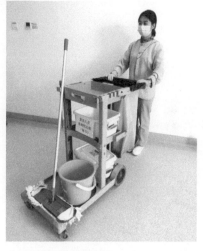

图 3-20　物品准备：地巾、拖把、500mg/L 含氯消毒剂、清水、污物桶

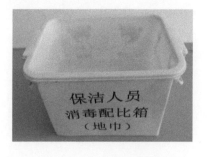

图 3-21　地巾在消毒剂中浸泡 30min 方可使用

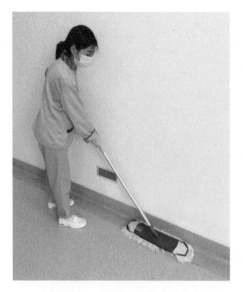

图 3-22　先擦拭病室边角处

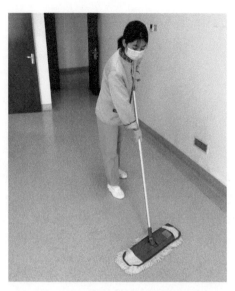

图 3-23　再擦拭病室除边角外地面，按照由内到外、由清洁到污染的原则进行擦拭

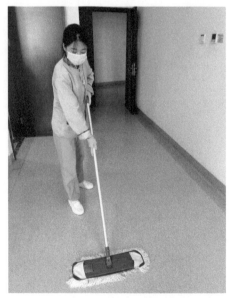

图 3-24　所有地面用含氯消毒剂地巾擦拭，作用 30min，再用清水地巾擦拭

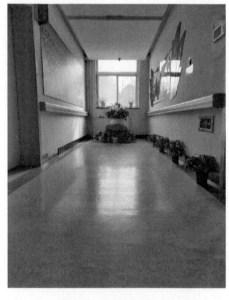

图 3-25　清洁后的地面要求干净光亮、无污渍、无死角

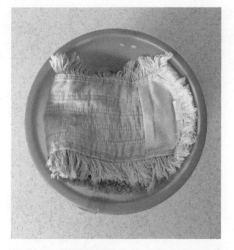

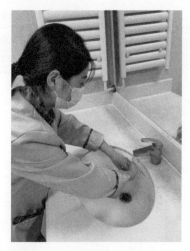

图 3-26　使用后的地巾统一集中清洗消毒　　　图 3-27　操作完毕，进行手卫生

四、病区低频接触表面及清洁消毒方法

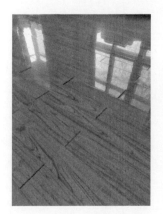

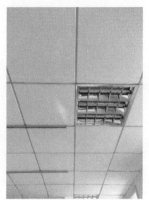

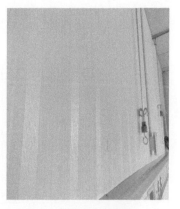

图 3-28　地面　　　　　　　图 3-29　天花板　　　　　　　图 3-30　墙面

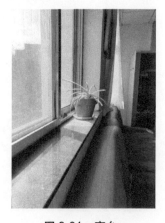

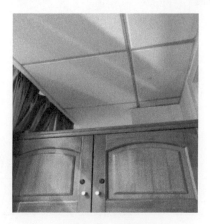

图 3-31　窗台　　　　　　　　图 3-32　柜顶

表 3-1 病区自行清洁消毒使用说明

类型	消毒物品名称	使用消毒剂 / 清洗剂		频次	常规消毒方法
		名称	浓度		
器械浸泡消毒	体温计	酒精	75%	使用后	①使用后的体温计甩至 35℃以下；②浸泡于 75%酒精中 30min；③再用无菌纱布擦干备用
	湿化瓶(非一次性)	酸性氧化电位水或有效氯	250mg/L (有效氯)	使用后	①使用后的湿化瓶浸泡于酸性氧化电位水或 250mg/L 含氯消毒剂中 30min；②再用无菌蒸馏水（灭菌注射用水）清洗，干燥备用
物体表面消毒	听诊器、药杯	酒精	75%	1 次 / 日	使用 75% 酒精直接擦拭
	血压计袖带、热水袋、冰袋	清洁剂	/	1 次 / 周	使用清洁剂清洁
	心电图机、除颤仪、心电监护仪、呼吸机、输液泵、微量泵等仪器设备	清水	/	使用后	将使用后的设备用清水湿式擦拭
	治疗台、治疗车、服药车、病历夹、输液架、电话、遥控器、鼠标、键盘、门把手、桌椅、柜子、床栏、床头柜	清水	/	1 次 / 日	用清水对物体表面彻底清洁，顽固污渍使用清洁剂擦拭
		有效氯	250mg/L	1 次 / 周	使用 250mg/L 含氯消毒剂擦拭
	擦拭用布巾	有效氯	250mg/L	使用后	①使用后的布巾清洗干净；②在 250mg/L 含氯消毒剂中浸泡 30min；③清水冲净，干燥备用

续表

类型	消毒物品名称	使用消毒剂/清洗剂		频次	常规消毒方法
		名称	浓度		
物体表面消毒	擦拭用地巾	有效氯	500mg/L	使用后	① 使用后的地巾清洗干净；② 在 500mg/L 含氯消毒剂中浸泡 30min；③ 清水冲净，干燥备用
污物消毒	大小便器、被血渍污染的血压计袖带、热水袋、冰袋	有效氯	1000mg/L	使用后	① 先将污染的物品清洗干净；② 浸泡于 1000mg/L 含氯消毒剂 30min；③ 最后用清水冲净晾干备用

注：如遇特殊感染需在感染控制科指导下进行消毒

五、病区高频接触表面及清洁消毒方法

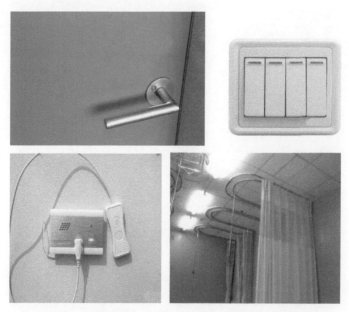

图 3-33　固定装置：门把手、开关、呼叫器、隐私帘等

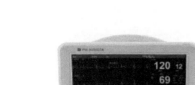
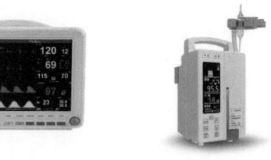
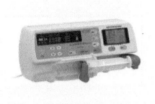
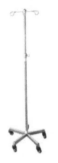

图 3-34　床旁医疗仪器设备：监护仪、输液泵、微量泵、输液架等

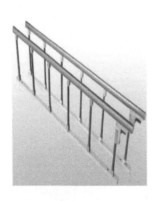
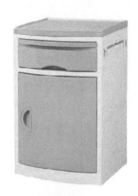
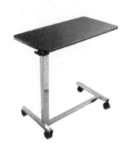
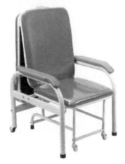

图 3-35　家具类：床栏、床头柜、餐桌、陪护椅等

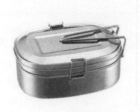
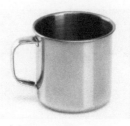
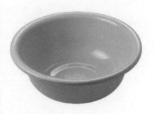

图 3-36　患者个人用品：餐具、水杯、洗漱用品等

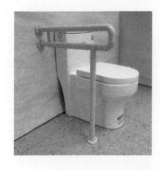
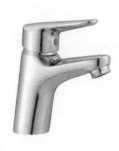
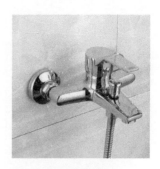

图 3-37　卫生间设施：坐便器、扶手、水龙头开关、花洒开关等

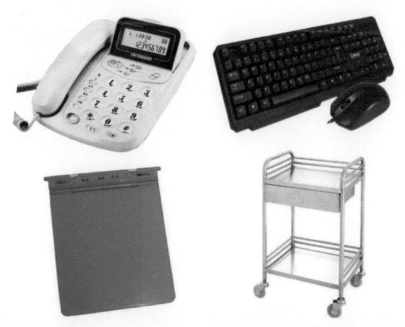

图 3-38　医护人员公共区域内（护士站、医护办公室、治疗室等）：电话、鼠标、键盘、病历夹、治疗车等

表 3-2　特殊时期病区自行清洁消毒使用说明

类型	物品名称	使用消毒剂 / 清洁剂		频次	常规消毒方法
		名称	浓度		
器械浸泡消毒	体温计	酒精	75%	使用后	①使用后的体温计甩至 35℃ 以下；②浸泡于 75% 酒精中 30min；③再用无菌纱布擦干备用
	湿化瓶	使用一次性			
物体表面消毒	听诊器、药杯	酒精	75%	1 次 / 日	使用 75% 酒精直接擦拭
	血压计袖带、热水袋、冰袋	清洁剂	/	1 次 / 周	使用清洁剂清洁
	心电图机、除颤仪、心电监护仪、呼吸机、输液泵、微量泵等仪器设备	酒精	75%	使用后	将使用后的设备用 75% 酒精擦拭
	治疗台、治疗车、服药车、病历夹、输液架、电话、遥控器、鼠标、键盘、门把手、桌椅、柜子、床栏、床头柜	酒精	75%	1 次 / 日	用 75% 酒精对物体表面彻底擦拭
		有效氯	500mg/L	1 次 / 周	使用 500mg/L 含氯消毒剂擦拭
	擦拭用布巾	有效氯	500mg/L	使用后	①使用后的布巾清洗干净；②在 500mg/L 含氯消毒剂中浸泡 30min；③清水冲净，干燥备用
	擦拭用地巾	有效氯	500mg/L	使用后	①使用后的地巾清洗干净；②在 500mg/L 含氯消毒剂中浸泡 30min；③清水冲净，干燥备用

续表

类型	物品名称	使用消毒剂 / 清洁剂		频次	常规消毒方法
		名称	浓度		
污物消毒	被血渍污染的血压计袖带、热水袋、冰袋	有效氯	1000mg/L	使用后	①先将污染的物品清洗干净；②浸泡于1000mg/L含氯消毒剂30min；③最后用清水冲净晾干备用
	大、小便器	有效氯	2000mg/L	使用后	①先将污染的物品清洗干净；②浸泡于2000mg/L含氯消毒剂30min；③最后用清水冲净晾干备用

注：如遇特殊感染需在感染控制科指导下进行消毒

六、硬质物体表面清洁消毒

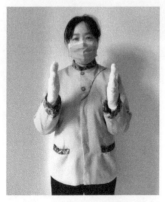

图 3-39　人员准备：穿工作服，戴口罩、手套

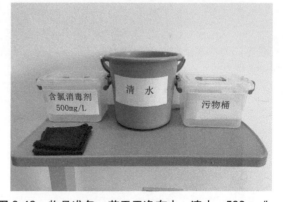

图 3-40　物品准备：若干干净布巾、清水、500mg/L含氯消毒剂、污物桶

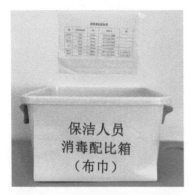

图 3-41　布巾在消毒剂中浸泡 30min 后方可使用，根据由内到外、由清洁到污染的原则进行擦拭

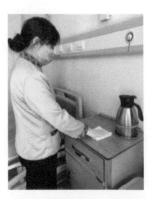

图 3-42　用含氯消毒剂布巾擦拭硬质物体表面，作用 30min，再用清水布巾擦拭

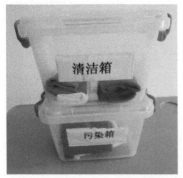

图 3-43　使用后布巾不得重复使用，统一集中清洗消毒

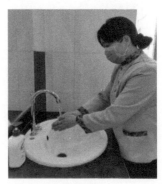

图 3-44　操作完毕，进行手卫生

七、床单位终末清洁消毒

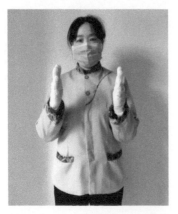

图 3-45　人员准备：穿工作服，戴口罩、手套

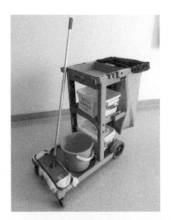

图 3-46　物品准备：若干干净布巾、地巾、清水、500mg/L 含氯消毒剂、污物桶

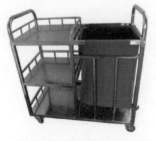
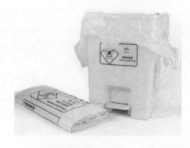

图 3-47　将床单位中可洗涤的物品放置于专用运输工具中送洗，特殊病原体感染患者使用后的物品放入双层黄色垃圾袋中，标识清楚，操作人员动作轻柔，避免扬尘

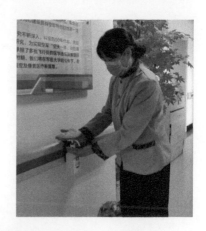

图 3-48　操作完毕，进行手卫生

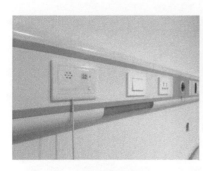
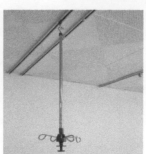
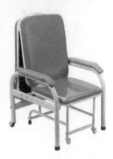

图 3-49　清洁消毒设备带、输液架、椅子等，使用后的布巾放入污物桶，不得重复使用

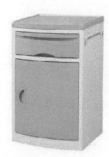

图 3-50　清洁消毒床头柜顺序：由内到外、由上到下、由清洁到污染全方位立体清洁消毒

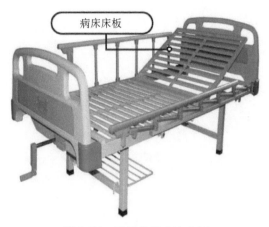

病床床板

图 3-51　清洁消毒病床床板

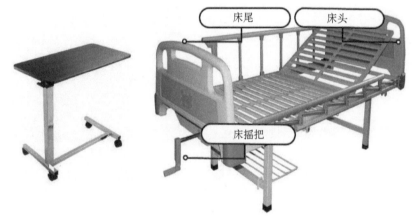

床尾　床头

床摇把

图 3-52　清洁消毒餐桌、床头、床尾、床摇把等

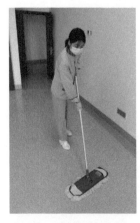

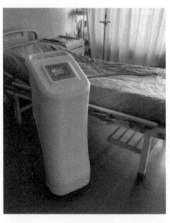

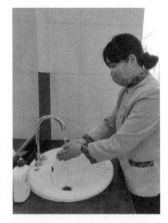

图 3-53　由清洁到污染的顺序进行地面清洁消毒

图 3-54　对被褥和床垫进行消毒

图 3-55　操作完毕，进行手卫生

八、血液、体液、呕吐物、排泄物污染清洁消毒

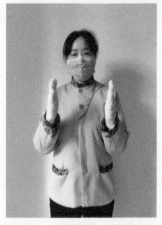

图 3-56　人员准备：穿工作服，戴口罩、手套

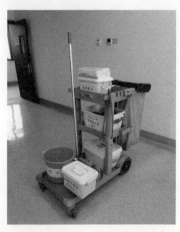

图 3-57　物品准备：一次性吸湿纸巾、若干净布巾或地巾、清水、2000～5000mg/L 含氯消毒剂、消毒湿巾、污物桶、医疗垃圾袋

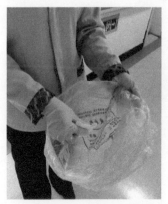

图 3-58　用吸湿纸巾覆盖并吸附污染物，丢入黄色垃圾袋，按感染性废物处置

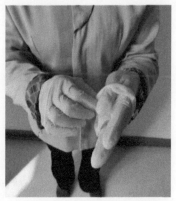

图 3-59　操作人员脱手套进行手卫生，更换新手套

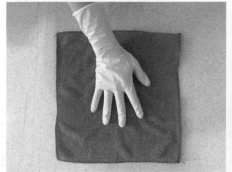

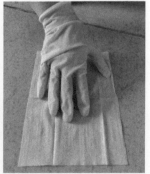

图 3-60　根据污染物的泼溅范围，以污染表面为中心，根据由外到内的顺序使用 2000mg/L 含氯消毒剂布巾或消毒湿巾擦拭物体表面

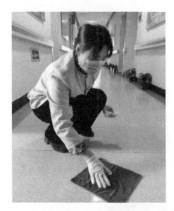 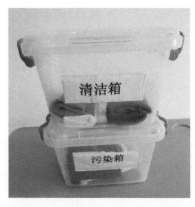

图 3-61 作用 30min，再用清水布巾擦拭　　图 3-62 布巾使用后统一集中清洗消毒

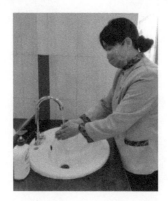

图 3-63 操作完毕，脱去手套，进行手卫生

（韩立存 史 伟 李 莉 蒋萍萍）

第二节 保安人员感染控制要求

一、电子体温枪使用及清洁消毒

（视频）

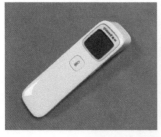 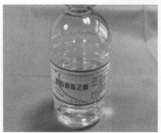 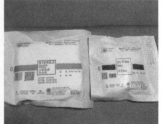

图 3-64 物品准备：电子体温枪、75% 酒精、纱布或棉球

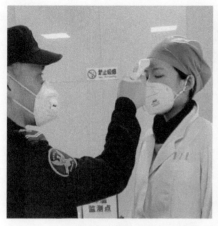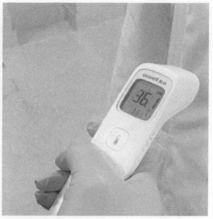

图 3-65　操作方法：开机，距离额头 3 ~ 5cm 测量，2s 读数

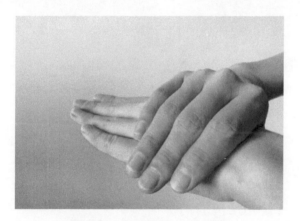

图 3-66　操作完毕，进行手卫生

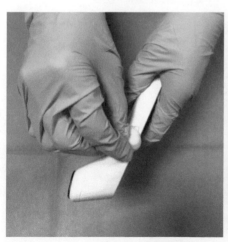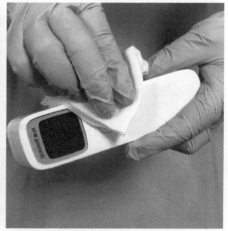

图 3-67　每日使用 75% 酒精棉球或纱布擦拭两遍

1. 礼貌用语

保安："您好，请留步，需要给您测一下体温，谢谢配合。"

保安："您的体温是 ×℃，可以通过。"

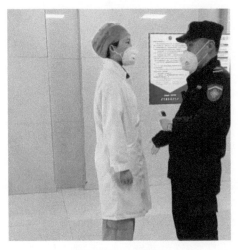

图 3-68　"请留步"

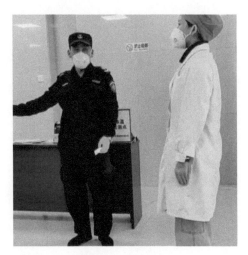

图 3-69　示意通行

2. 注意事项　正常体温范围是 36 ～ 37℃，体温枪两次测量均超过 37℃，建议使用水银体温计测量。

二、水银体温计使用及清洁消毒

（视频）

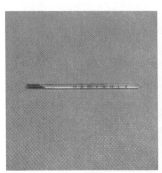
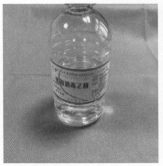
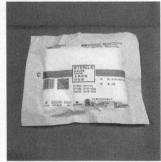

图 3-70　物品准备：水银体温计、75% 酒精、无菌纱布

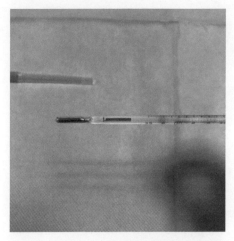

图 3-71 检查水银体温计度数是否甩至 35℃以下

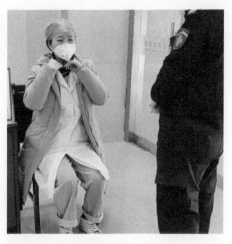

图 3-72 擦干腋窝汗液，将体温计水银一侧夹于腋窝

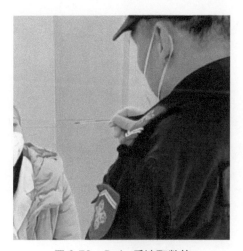

图 3-73 5min 后读取数值

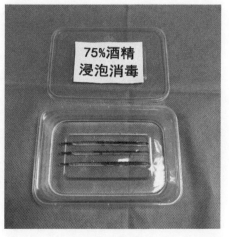

图 3-74 使用 75% 酒精浸泡 30min，用无菌纱布擦干，备用

礼貌用语

保安："您的体温是 37℃，请您用水银体温计再复测一下。"

保安："您的体温是 ×℃，属于正常范围，可以通过，谢谢您的配合。"

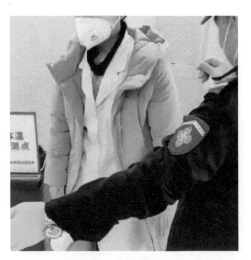

图 3-75 示意通行

三、体温异常的处理方法

礼貌用语

保安："您的体温是 ×℃，超出正常范围，我会联系专人带您去发热门诊就诊，请您耐心等待，谢谢您的配合。"

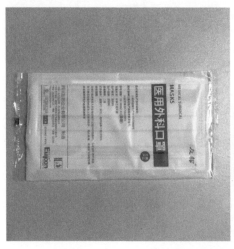 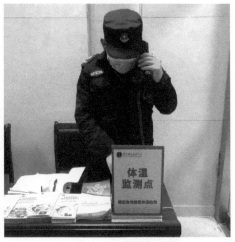

图 3-76 体温超过 37.3℃，给没有戴口罩的人员发放外科口罩，并引导其去发热门诊就诊

（韩立存　马方方　谢　轶　王坤宇）

第三节　陪护人员感染控制要求

一、陪护人员工作规程及感染控制要求

（一）陪护人员工作规程

1.晨间护理

（视频）

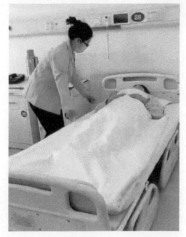

图 3-77　整理床旁卫生、保持室内整洁

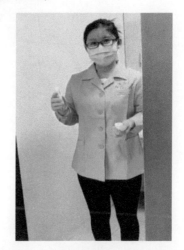

图 3-78　协助患者留取尿、便、痰标本并送检

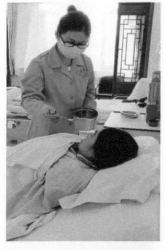

图 3-79　协助患者用餐并漱口

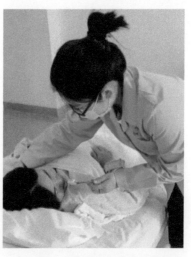

图 3-80　协助患者用温水服药

2. 午间护理

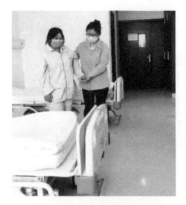

图 3-81 协助患者活动

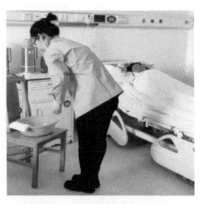

图 3-82 协助患者餐前洗手

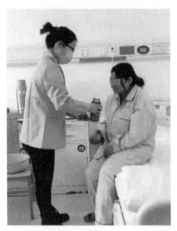

图 3-83 协助患者用餐、漱口和服药

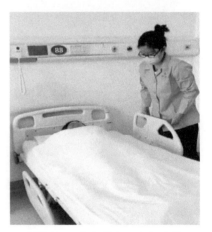

图 3-84 患者休息，保持安静

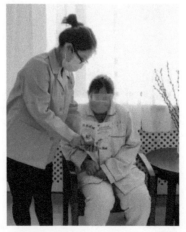

图 3-85 遵医嘱安排患者做有益身心健康的活动

3. 晚间护理

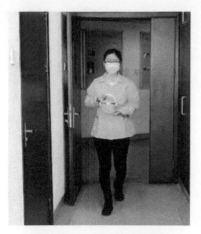

图 3-86　协助患者用晚餐

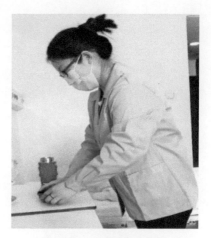

图 3-87　协助患者服药

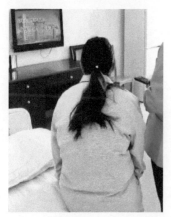

图 3-88　陪患者下棋、聊天、看电视等

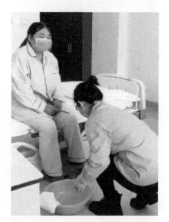

图 3-89　协助患者温水擦浴

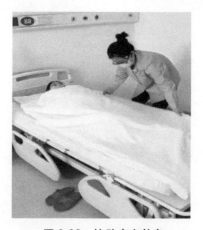

图 3-90　协助患者休息

（二）陪护人员感染控制要求

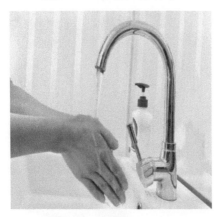

图 3-91　手卫生

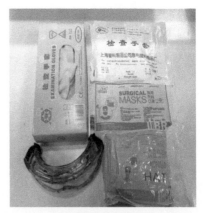

图 3-92　根据暴露风险选择个人防护用品

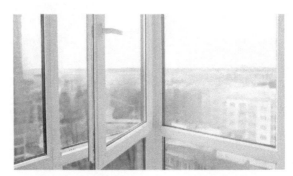

图 3-93　房间经常通风换气，保持空气清新

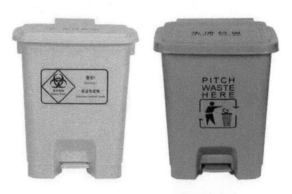

图 3-94　根据要求进行垃圾分类

二、患者饮食护理及感染控制要求

（一）进餐前

（视频）

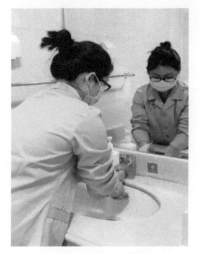

图 3-95　陪护人员手卫生

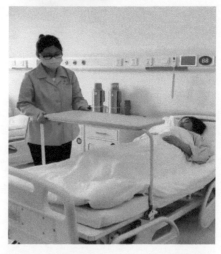

图 3-96　协助患者手卫生，轻症患者可下床进餐，其他患者根据病情取合适体位进餐

（二）进餐中

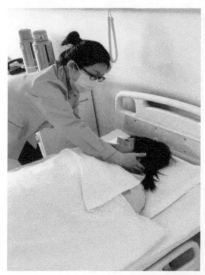

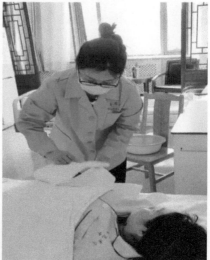

图 3-97　协助患者进餐并保持患者清洁、舒适

（三）进餐后

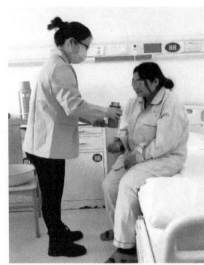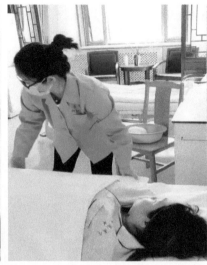

图 3-98　协助患者漱口，恢复舒适体位并清洗餐具

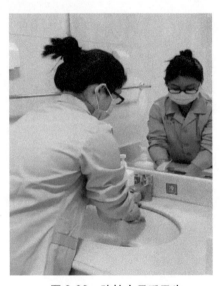

图 3-99　陪护人员手卫生

（韩立存　张晓丹　孟　哲　吴雅洁）

第四节　餐饮人员感染控制要求

一、厨房环境清洁消毒

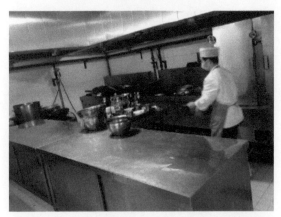

图 3-100　环境布局合理、干净整洁、通风明亮

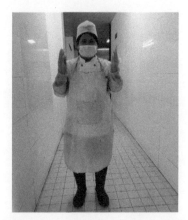

图 3-101　人员准备：手卫生，穿工作服、围裙，戴口罩、帽子、手套

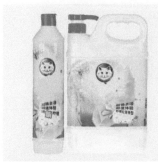

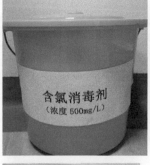

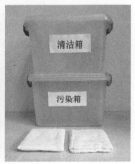

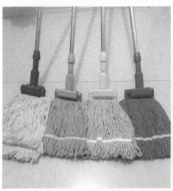

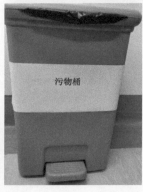

图 3-102　物品准备：清洁剂、500mg/L 含氯消毒剂、布巾、地巾、污物桶

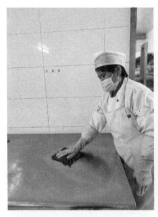
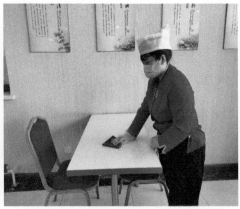

图 3-103 擦拭操作台由上到下、由内到外、由清洁到污染全方位无死角

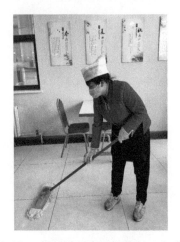
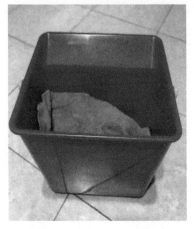

图 3-104 擦拭地面先擦拭边角，之后按
由内到外、由清洁到污染原则进行

图 3-105 使用后布巾、地巾统一集
中清洗消毒

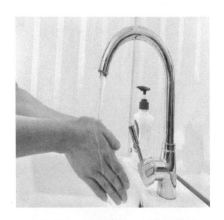

图 3-106 操作完毕，进行手卫生

二、餐具清洁消毒要求

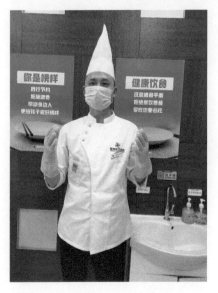

图 3-107　手卫生，穿工作服，戴口罩、手套

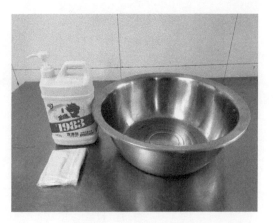

图 3-108　物品准备：清洁剂、洗碗巾、清洁容器

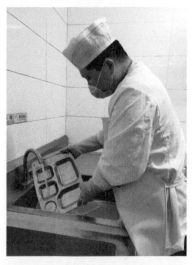

图 3-109　餐具清洗程序：一洗、二浸、三刷、四冲

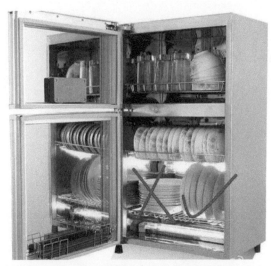

图 3-110　将洗净的餐具放入电子消毒柜中进行消毒

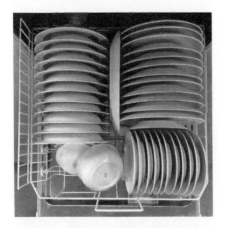

图 3-111　戴清洁手套取出餐具，并分类放置

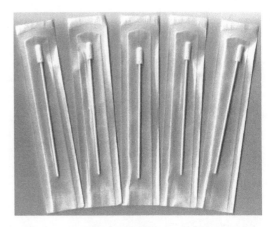

图 3-112　消毒后的餐具由专人定期采样检测

（韩立存　郑书彬　石　玮　赵亚楠）

第五节　洗涤人员感染控制要求

一、洗衣房环境清洁消毒

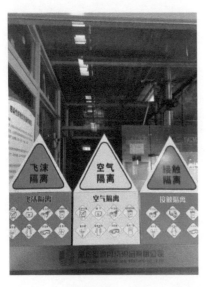

图 3-113　洗衣房污染区、清洁区分区明确

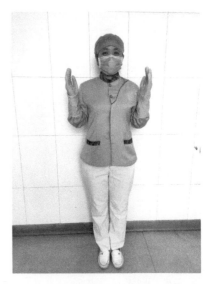

图 3-114　人员准备：手卫生，穿工作服、戴口罩、帽子、手套

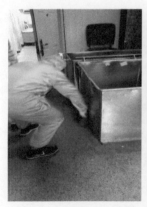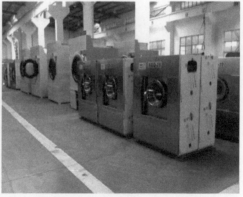

图 3-115　环境保持清洁卫生

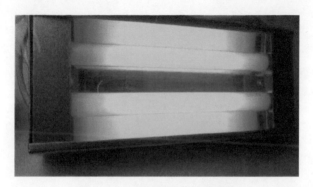

图 3-116　定期进行紫外线消毒

注意事项：①每日对污染区的地面与台面先进行湿式清扫，再用 500mg/L 含氯消毒剂进行拖洗、擦拭，清洁区的地面、台面、墙面应每天进行湿式清扫。②有明显血液、体液或分泌物等污染物时，应及时用吸湿材料去除可见的污染物，再用 2000mg/L 含氯消毒剂擦拭。③有明确传染病病原体污染时，选用 2000mg/L 含氯消毒剂对环境空气和物体表面进行终末消毒。④污染区室内机械通风的换气次数宜达到 10 次 / 小时，最小新风量宜不小于 2 次 / 小时；必要时进行空气消毒。⑤每半年对工作人员手、物体表面进行 1 次卫生学抽检，手及物品表面菌落总数均应≤ 10CFU/cm^2。

二、织物洗涤清洁消毒

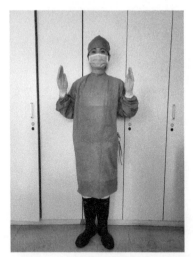

图 3-117　人员准备：手卫生，穿工作服，戴口罩、帽子、手套，穿胶鞋、隔离衣

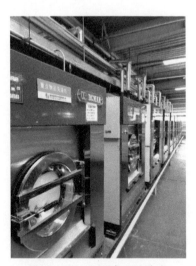

图 3-118　分机或分批洗涤

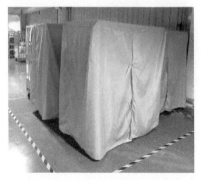

图 3-119　清洁被服专区存放

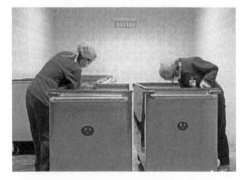

图 3-120　盛装织物的包装箱一用一消

注意事项：①运送使用后医用织物和清洁织物的专用运输工具，不应交叉使用。②防护要求。清洁区、污染区穿戴的个人防护用品不应交叉使用。③员工工作服、值班室被服应与患者的织物分机或分批洗涤；一般污染织物、重度污染织物、传染病污染织物应分机清洗。④细菌繁殖体污染的织物用 250 ～ 500mg/L 含氯消毒剂消毒，时间 ≥ 10min；被气性坏疽、经血传播、各类传染病污染的织物用 2000 ～ 5000mg/L 含氯消毒剂消毒，时间 ≥ 30min。⑤质量要求。物理指标：pH 6.5 ～ 7.5；微生物指标：细菌菌落总数 ≤ 200CFU/100cm^2；大肠菌群：不得检出；金黄色葡萄球菌：不得检出。

（韩立存　孙荣丽　韩桐师　李小娇）

第 4 章

督导人员检查标准

一、七步洗手法操作考核评分标准

项目	评分细则	分值	评分标准	得分
准备阶段质量标准 10分	人员准备:衣帽鞋整洁,不佩戴首饰,摘下手表	5	做不到每项扣1分	
	物品准备:洗手液、干手设施、垃圾桶	5	漏一项扣2分	
操作流程质量标准 60分	洗手前修剪指甲,锉平甲缘,清除指甲里的污垢	5	双手指甲长度＜1mm,未达要求者分值全扣	
	打开水龙头,在流动水下,使双手充分淋湿	5	操作方法不对分值全扣	
	取足量洗手液(不少于3ml),均匀涂抹整个手掌、手背、手指和指缝	5	①按七步洗手法的步骤完成洗手,缺少步骤者,扣除相应分值②认真揉搓双手至少15s,不足15s扣10分③顺序混乱扣5分	
	第一步:掌心对掌心相互揉搓	5		
	第二步:掌心对手背两手交叉揉搓	5		
	第三步:掌心对掌心十指交叉揉搓	5		
	第四步:十指弯曲扣紧转动揉搓	5		
	第五步:拇指握在掌心转动揉搓	5		
	第六步:指尖在掌心揉搓	5		
	第七步:清洁手腕	5		
	在流动水下彻底冲净双手	5		
	使用纸巾擦干或其他方法干燥双手	5		
终末质量标准 10分	认真清洗指甲、指尖、指缝和指关节等易污染部位,手部不佩戴饰物	5	未完成者分值全扣	
	操作有序,步骤方法正确,动作连贯	5	不熟练、不规范分值全扣	
口述20分	洗手指征	20	知识点掌握50%以下分值全扣	

二、外科口罩戴脱操作考核评分标准

项目	评分细则	分值	评分标准	得分
准备阶段质量标准 10 分	仪表端庄、服装整洁	5	未达要求者每项扣 2 分	
	无菌物品和环境符合要求（检查口罩是否在有效期内）	5	漏一项扣 2 分，口罩过期分值全扣	
外科口罩佩戴质量标准 30 分	手卫生	10	按七步洗手法完成洗手，缺少步骤者，扣除相应分值	
	鼻夹朝上，深色面朝外	5	佩戴方法不正确扣除相应分值，佩戴过程中污染一处扣 2 分	
	将口罩罩住鼻、口及下颌处	5		
	两系带分别挂于双耳	5		
	将双手指尖放于鼻夹上，从中间位置开始，用手指向内塑性，并逐步向两侧移动，根据鼻梁形状塑造鼻夹	5		
脱外科口罩质量标准 40 分	手卫生	10	按七步洗手法完成洗手，缺少步骤者，扣除相应分值	
	不要接触口罩前面（污染面），双手同时抓住口罩系带脱下	15	方法不正确扣 5 分，接触口罩前面扣 5 分	
	用手捏住系带投入医疗废物垃圾桶中	15	丢弃错误分值全扣	
终末质量标准 20 分	无菌原则	10	违反无菌原则一次扣 2 分	
	操作有序，方法正确，动作连贯	5	不熟练、不规范分值全扣	
	外科口罩只能一次性使用，口罩变湿、损坏或明显污染时，及时更换	5	未达要求者分值全扣	

三、护目镜和防护面屏戴脱操作考核评分标准

项目	评分细则	分值	评分标准	得分
准备阶段质量标准20分	人员准备：服装鞋帽整洁、着装符合要求	5	未达要求者每项扣2.5分	
	物品准备：应根据不同的操作要求准备护目镜或防护面屏	10	方法不正确分值全扣	
	环境要求：限在规定区域内戴与脱	5	方法不正确分值全扣	
戴护目镜、防护面屏操作流程24分	手卫生	6	按七步洗手法完成洗手，缺少步骤者，扣除相应分值	
	佩戴前检查有无破损、变形、老化，系带弹性是否良好	6	漏一项扣3分	
	双手抓住护目镜或防护面屏系带戴至头中部	6	方法不正确分值全扣	
	调节舒适度	6	方法不正确分值全扣	
脱护目镜、防护面屏操作流程30分	手卫生	10	按七步洗手法完成洗手，缺少步骤者，扣除相应分值	
	禁止接触护目镜或防护面屏前部	5	方法不正确分值全扣	
	身体前倾，双手抓住头中部后侧系带轻轻摘掉	5	方法不正确分值全扣	
	一次性护目镜或防护面屏用毕后丢入医疗废物垃圾桶	5	方法不正确分值全扣	
	可重复使用的护目镜或防护面屏用毕后应消毒备用	5	方法不正确分值全扣	
终末质量标准26分	操作熟练、动作轻缓	6	操作不熟练分值全扣	
	操作流程正确、顺序有条理、不慌乱	10	操作流程错误扣5分，顺序混乱扣5分	
	脱护目镜或防护面屏时手未接触污染面	10	接触一次扣5分	

四、隔离衣穿脱操作考核评分标准

项目	评分细则	分值	评分标准	得分
准备阶段质量标准15分	人员准备：服装鞋帽整洁、着装符合要求（剪指甲、洗手，戴帽子、口罩，严禁佩戴首饰）	5	漏一项扣1分	
	物品准备：一次性隔离衣、手卫生设施	5	方法不正确分值全扣	
	环境要求：隔离衣只限在规定区域内穿脱	5	方法不正确分值全扣	
穿隔离衣操作流程30分	手卫生	5	**①按七步洗手法完成洗手，缺少步骤者，扣除相应分值 ②隔离衣破损扣5分，过期扣5分 ③穿隔离衣顺序错误一次扣2分**	
	检查隔离衣外包装密封性，有无潮湿、破损，是否在有效期内	5		
	右手提衣领，左手伸入袖内，右手将衣领向上拉，露出左手	5		
	换左手提衣领，右手伸入袖内，露出右手	5		
	双手持衣领，由衣领中央顺着边缘向后系好颈带	5		
	双手在背后将衣边对齐，向一侧折叠，一手按住折叠处，另一手将腰带拉至背后折叠处，将腰带在背后交叉，系好带子，松紧适宜	5		
脱隔离衣操作流程35分	手卫生	10	**①按七步洗手法完成洗手，缺少步骤者，扣除相应分值 ②脱隔离衣顺序错误一次扣5分 ③接触污染面扣5分 ④丢弃不正确扣5分**	
	解开颈带，解开腰带	5		
	右手伸入左手腕部袖内，拉下左手袖子过手	5		
	用遮盖着的左手握住右手隔离衣袖子的外侧，拉下右侧袖子	5		
	双手转换逐渐从袖管中退出，脱下隔离衣	5		
	将脱下的隔离衣污染面向内，卷成包裹状，远离身体，动作轻缓，避免产生气溶胶，丢至医疗废物垃圾桶内	5		
终末质量标准20分	操作熟练，动作轻柔	5	操作不熟练扣5分	
	操作流程正确、顺序有条理、不慌乱	5	操作方法错误扣5分	
	严格执行消毒隔离原则，脱时也未被污染	10	污染一次扣5分	

五、防护服穿脱操作考核评分标准

项目	评分细则	分值	评分标准	得分
准备阶段质量标准15分	人员准备：服装鞋帽整洁、着装符合要求（剪指甲，洗手，戴帽子、口罩，严禁佩戴首饰）	5	漏一项扣1分	
	物品准备：一次性防护服、手卫生设施	5	缺一项扣5分	
	环境要求：防护服只限在规定区域内穿脱	5	方法不正确分值全扣	
穿连体防护服操作流程30分	手卫生	5	按七步洗手法完成洗手，缺少步骤者，扣除相应分值	
	检查防护服大小尺码，外包装密封性，有无潮湿、破损，是否在有效期内	5	漏检查一项扣5分	
	穿防护服裤子，避免碰触地面、墙面	5	接触一次扣1分	
	穿防护服上衣	5	方法不正确分值全扣	
	戴防护服帽子	5	方法不正确分值全扣	
	拉上拉链，粘好粘扣	5	方法不正确分值全扣	
脱连体防护服操作流程40分	手卫生	10	①按七步洗手法完成洗手，缺少步骤者，扣除相应分值 ②顺序混乱一次扣6分 ③动作宜轻缓，避免产生气溶胶，动作太快扣6分 ④污染皮肤和衣物一次扣6分	
	打开粘扣，拉开拉链	6		
	将双手反掏进帽子，轻轻摘下，内侧面向外，拉住帽子向下卷至腰部，不要接触皮肤和衣物	6		
	脱防护服袖子，袖子脱出后，双手抓住防护服的内面，从上向下边脱边卷	6		
	脱防护服裤子	6		
	将污染面（外面）全部包裹在防护服内，用手拿住防护服内侧面投入医疗废物垃圾桶内	6		
终末质量标准15分	操作熟练，动作轻缓	5	操作不熟练分值全扣	
	操作流程正确、顺序有条理、不慌乱	5	操作方法错误分值全扣	
	严格执行消毒隔离原则，脱时也未被污染	5	污染一次分值全扣	

六、垃圾分类及垃圾袋使用操作考核评分标准

项目	评分细则	分值	评分标准	得分
准备阶段质量标准10分	人员准备：服装鞋帽整洁、着装符合要求（戴帽子、口罩，严禁佩戴首饰）	5	漏一项扣1分	
	物品准备：各类垃圾袋、利器盒、标签	5	缺一项扣5分	
垃圾分类操作流程30分	黄色垃圾袋：医疗垃圾（被患者体液、血液、分泌物、排泄物污染的一次性物品）	5	①分类不清、混装一次扣5分 ②未按要求处置扣5分 ③按七步洗手法完成洗手，缺少步骤者，扣除相应分值	
	利器盒：能够刺伤、割伤人体的废弃医用锐器	5		
	黑色垃圾袋：生活垃圾（未被污染的各类外包装袋，生活用品）	5		
	白色垃圾袋：可回收垃圾（未与患者接触的塑料输液袋、一次性吸氧湿化瓶、空安瓿、空玻璃输液瓶等）	5		
	各类垃圾分类明确，无混装现象	5		
	手卫生	5		
医疗垃圾包装处理操作流程45分	各类垃圾袋、利器盒必须完整无破损、渗漏等，符合要求，分类明确	10	垃圾袋破损扣5分，分类混装扣5分	
	盛装的医疗废物达到包装袋的3/4时，将包装袋使用鹅颈结严密封口；医疗废物达到利器盒的2/3时，将利器盒盖好盖子封口	5	方法不正确分值全扣	
	填写中文标签（注明日期、时间、科室、核对人），粘贴在垃圾袋上	5	漏一项扣1分	
	特殊感染的医疗废物，使用双层黄色垃圾袋包装，特殊标注粘贴在垃圾袋上，注明感染类型，单独放置	10	处理不正确扣5分，未注明特殊感染扣5分	
	盛装医疗废物的垃圾袋或利器盒被感染性废物污染时要增加一层垃圾袋	5	未予以处理分值全扣	
	运送过程中不得丢弃、取出、遗撒及渗漏	5	一项不符合扣1分	
	按严格规定的时间、地点将医疗废物运送到暂存处或专人取走，做好交接记录	5	①交接记录未填写扣2.5分 ②未按规定时间、地点扣2.5分	
终末质量标准15分	操作熟练，分类明确	5	①操作不熟练扣2.5分 ②分类不清扣2.5分	
	手卫生	10	手卫生不及时一次扣5分	

七、血源性职业暴露预防及应急处理操作考核评分标准

项目	评分细则	分值	评分标准	得分
血源性职业暴露预防50分	手卫生,接触患者前后,无论是否戴手套都要洗手	10	按七步洗手法完成洗手,缺少步骤者,扣除相应分值	
	可能接触患者血液、体液时必须戴手套,操作人员手上有伤口时,应戴双层手套。操作完毕脱去手套,应立即洗手	8	漏一项扣2分	
	严格遵循标准预防原则,穿戴适当的防护用品	8	未按要求穿戴防护用品每项扣4分	
	在处理患者血液、体液、分泌物可能溅出的操作时,应戴口罩或护目镜,可能污染身体时穿隔离衣	8		
	工作时保证充足的光线,应特别注意防止被针头、刀片、缝针等锐器刺伤或划伤	8	光线不充足分值全扣	
	医疗废物应放入双层防水污物袋内,密封并贴上特殊标记,送到指定地点,由专人处理	8	漏一项扣2分	
锐器伤应急处理流程40分	戴手套者按规范迅速脱去手套	5	未做到分值全扣	
	①挤压伤口,从近心端向远心端,尽量挤出伤口的血液 ②禁止在伤口局部挤压 ③肥皂水或流动水下反复冲洗伤口,至少5min ④暴露的黏膜处,采用生理盐水反复冲洗 ⑤消毒伤口 ⑥包扎伤口	30	方法不正确每项扣5分	
	及时填写职业暴露登记表,上报部门负责人和医院感染管理部门	5	①填写不及时扣2.5分 ②上报不及时扣2.5分	
终末质量标准10分	标准预防适当	5	未按要求预防分值全扣	
	手卫生	5	手卫生不及时分值全扣	

八、消毒剂的使用及配制操作考核评分标准

项目	评分细则	分值	评分标准	得分
准备阶段质量标准 15 分	人员准备：服装鞋帽整洁、着装符合要求，必要时戴一次性帽子、口罩、手套	5	漏一项扣 1 分	
	物品准备：消毒液（含氯消毒液、75% 酒精）、量杯、消毒剂浓度测试纸、配比箱、消毒剂浓度配比表	10	漏一项扣 2 分	
含氯消毒剂配制操作流程 30 分	根据感控要求配制，清水中加入适当含氯消毒液，充分混匀	5	未按要求配制分值全扣	
	适用于物品、物体表面、分泌物、排泄物的消毒，消毒作用 30min 后，清水擦拭或冲掉	5	方法不掌握分值全扣	
	有效氯浓度检测：30s 内在自然光下与标准色块对比，超过 1min 时，颜色显示失效，所读有效浓度值乘以稀释倍数即为消毒剂溶液有效浓度	10	①方法未掌握扣 5 分 ②有效浓度算不出扣 5 分	
	消毒剂密闭容器保存，标明配制时间，现配现用，使用时限≤ 24h	10	漏一项扣 2 分	
75% 酒精消毒使用方法 25 分	75% 酒精消毒液，为中效消毒剂，属于易燃物品，甲类火灾危险性	5	①未掌握消毒液性质、注意事项、保存方法每项扣 5 分 ②消毒使用方法错误扣 5 分	
	擦拭法：可用于电梯按键、门把手、电话等物体表面的消毒	5		
	浸泡法：将物品完全浸没在消毒液中，加盖，作用 30min 以上	5		
	禁止喷洒式消毒	5		
	酒精易挥发，密封保存于阴凉、干燥、通风处，避免接触明火，远离火源，以免引起火灾	5		
终末质量标准 20 分	操作熟练，使用方法正确	10	①操作不熟练扣 5 分 ②方法不掌握扣 5 分	
	手卫生	10	手卫生不及时一次扣 5 分	
口述 10 分	不同科室消毒液配制标准	10	知识点掌握 50% 以下分值全扣	

九、布巾和地巾的使用方法操作考核评分标准

项目	评分细则	分值	评分标准	得分
准备阶段质量标准 10 分	人员准备：穿工作服，戴手套、口罩，衣帽整洁，手部不佩戴首饰	5	漏一项扣 1 分	
	物品准备：分别准备若干布巾和地巾、拖把、消毒剂配比箱、消毒液、量杯、消毒剂浓度试纸、一次性湿纸巾、黄色医疗垃圾袋	5	漏一项扣 0.5 分	
布巾使用方法操作流程 30 分	设备带、输液架、椅子、床头柜、床单位（餐桌、床头、床尾）	4	漏一项扣 0.5 分	
	消毒原则：由内到外、由上到下、由清洁到污染全方位立体清洁消毒	4	顺序混乱一次扣 2 分	
	擦拭卫生间除马桶外其他物体表面（如镜子、盥洗台），洗手，清洁马桶前戴好专用手套，擦拭马桶座圈，更换毛巾，擦拭储水箱、马桶底座	4	漏一项扣 1 分，顺序混乱扣 2 分	
	布巾使用前用 500mg/L 含氯消毒剂浸泡 30min	4	方法不正确分值全扣	
	作用 30min 后，清水擦拭干净	4	方法不正确分值全扣	
	使用后的布巾放入污物桶，不得重复使用	4	随意丢弃扣 2 分，重复使用扣 2 分	
	布巾使用后统一清洗消毒	3	方法不正确分值全扣	
	手卫生	3	按七步洗手法完成洗手，缺少步骤者，扣除相应分值	
地巾使用方法操作流程 30 分	擦拭病室边角处，再擦拭病室除边角外地面	4	顺序混乱分值全扣	
	消毒原则：由内到外、由清洁到污染	4	顺序混乱一次扣 2 分	
	地巾使用前用 500mg/L 含氯消毒剂浸泡 30min 后擦拭地面	4	方法不正确分值全扣	
	作用 30min，用清水地巾擦拭干净	4	方法不正确分值全扣	
	清洁后的地面干净光亮，无污渍、无死角	4	污渍、死角一处扣 1 分	

续表

项目	评分细则	分值	评分标准	得分
地巾使用方法操作流程30分	使用后的地巾放入污物桶，不得重复使用	4	①随意丢弃扣2分 ②重复使用扣2分	
	地巾使用后统一清洗消毒	3	方法不正确分值全扣	
	手卫生	3	按七步洗手法完成洗手，缺少步骤者，扣除相应分值	
血液、体液、呕吐物、排泄物污染清洁消毒操作流程20分	用吸水纸覆盖并吸附污染物，丢入黄色垃圾袋，按感染性废物处置	5	①污物处理错误扣2.5分 ②丢弃错误扣2.5分	
	操作人员脱手套进行手卫生，更换新手套	5	①手卫生不及时扣2.5分 ②不换手套扣2.5分	
	以污染表面为中心，由外向内，采用2000mg/L含氯消毒剂布巾或消毒湿巾擦拭物体表面	5	①顺序混乱扣3分 ②浓度错误扣2分	
	消毒剂作用30min，用清水布巾擦拭干净	5	方法不正确分值全扣	
终末质量标准10分	操作熟练，掌握消毒原则，擦拭顺序正确	5	①操作欠熟练扣2分 ②顺序混乱一次扣1分	
	布巾和地巾数量充足，一用一换，消毒剂配制正确	5	①重复使用扣3分 ②配制错误扣2分	

十、体温测量操作考核评分标准

项目	评分细则	分值	评分标准	得分
准备阶段质量标准10分	物品准备：体温枪、水银体温计、75%酒精、无菌纱布或棉球	5	漏一项扣1分	
	人员准备：衣帽整洁，手部不佩戴首饰	5	做不到每项扣2分	
体温枪操作流程30分	开机，距离额头3～5cm处测量	10	①方法不正确扣5分 ②接触皮肤扣5分	
	读数，正常体温范围36～37℃	10	①读数方法不掌握扣5分 ②正常范围不掌握扣5分	
	使用后消毒：每日使用75%酒精擦拭体温枪表面2次	10	不掌握消毒方法分值全扣	

续表

项目	评分细则	分值	评分标准	得分
水银体温计操作流程 40 分	检查水银体温计度数是否甩至 35℃以下	5	使用方法不对分值全扣	
	擦干腋窝汗液，将水银体温计水银一侧夹于腋窝	5	使用方法不对分值全扣	
	5min 后读取数值，正常体温范围 36～37℃	10	①读数方法不掌握扣 5 分②正常范围不掌握扣 5 分	
	使用后的体温计甩至 35℃以下	5	方法不正确扣除相应分值	
	浸泡于 75% 酒精中 30min	10		
	纱布擦干备用	5		
体温异常处理办法 20 分	使用体温枪测量 2 次体温均超过 37℃，使用水银体温计测量体温	5	做不到分值全扣	
	测量后体温仍超过 37℃，联系专人	5	不熟练、不规范分值全扣	
	未戴口罩者发放外科口罩，将患者送至发热门诊就诊	10	不熟练、不规范每项扣 5 分	

（张　莹　张　蕾）

参 考 文 献

国家卫生健康委员会.（2020-02-19）.新型冠状病毒肺炎诊疗方案（试行第六版）.http：// www.nhc.gov.cn/yzygj/s7653p/202002/8334a8326dd94d329df351d7da8aefc2.shtml.

胡必杰，刘荣辉，刘滨，等.2015.SIFIC 医院感染预防与控制操作图解.上海：上海科学技 术出版社.

石贞仙，张晓红.2012.基础护理技术操作标准及流程.2 版.北京：人民卫生出版社.

卫生部医院感染控制标准专业委员会.2019.医务人员手卫生规范：WS/T 313—2019.北京： 中国标准出版社：1-10.

中华人民共和国国家卫生和计划生育委员会.2016.医院医用织物洗涤消毒技术规范：WS/T 508—2016.北京：中国标准出版社：1-18.

中华人民共和国国家卫生健康委员会.2018.医院感染预防与控制评价规范：WS/T 592— 2018.北京：中国标准出版社：1-8.

中华人民共和国卫生部.2009.医院隔离技术规范：WS/T 311—2009.北京：中国标准出版社： 1-19.

中华人民共和国卫生部.2012.医疗机构消毒技术规范：WS/T 367—2012.北京：中国标准出 版社：1-34.